AVINASH KUMAR

TUDO EM QUATRO IMPLANTES

AVINASH KUMAR

TUDO EM QUATRO IMPLANTES

ScienciaScripts

Imprint

Cover image: www.ingimage.com

This book is a translation from the original published under ISBN 978-620-8-22530-8.

Publisher:
Sciencia Scripts
is a trademark of
Dodo Books Indian Ocean Ltd. and OmniScriptum S.R.L publishing group

120 High Road, East Finchley, London, N2 9ED, United Kingdom
Str. Armeneasca 28/1, office 1, Chisinau MD-2012, Republic of Moldova, Europe
Printed at: see last page
ISBN: 978-620-8-30042-5

ÍNDICE

A perda de dentes sempre fez parte do processo de envelhecimento, que é inevitável. O edentulismo é o estado de perda dos dentes naturais (parcial ou total). A má condição oral tem um impacto significativo nas pessoas desdentadas.

O século XX assistiu a uma grande variedade de mudanças na taxa de edentulismo entre os países desenvolvidos e os países em desenvolvimento.

Os anos de vida ajustados por incapacidade (DALY) das doenças orais aumentaram drasticamente entre 1990 e 2015 (16,9 milhões de anos de vida com incapacidade). Entre as doenças orais, o edentulismo foi responsável por mais de um terço (7,6 milhões de DALYs) da carga de incapacidade das doenças orais, o que significa que é necessário oferecer soluções a esta população devido a um aumento da sua esperança de vida e fabricar próteses que substituam a perda de dentes naturais, permitindo uma satisfação óptima e uma melhor qualidade de vida.

O tratamento de rotina para o edentulismo tem sido as próteses convencionais. Mas nota-se insatisfação nos doentes que usam dentaduras, ou seja, dor, áreas de desconforto, fraca estabilidade da dentadura e dificuldades na alimentação, bem como falta de capacidade de retenção ou capacidade de retenção comprometida. Muitos doentes que usam próteses completas queixam-se de mau desempenho mastigatório, perda de função, diminuição do controlo motor da língua, redução da força de mordida e diminuição da função sensorial oral.

As próteses suportadas por implantes dentários osseointegrados melhoraram significativamente a qualidade de vida dos pacientes edêntulos quando comparadas com as próteses convencionais.

Os implantes dentários são tradicionalmente colocados na posição vertical. No entanto, no maxilar completamente desdentado, bem como no paciente pós-extração, problemas como o volume ósseo mínimo, a fraca qualidade óssea e a necessidade de procedimentos de enxerto ósseo antes da colocação do implante criam algumas condições difíceis.

Para estas situações, foi demonstrado que a inclinação distal dos implantes pode ser vantajosa. A inclinação preserva as estruturas anatómicas relevantes e permite a colocação de implantes mais longos com boa ancoragem cortical em posições ideais para o suporte protético. As medições do extensómetro efectuadas por Krekmanov não indicaram qualquer diferença significativa entre implantes inclinados e não inclinados, e os modelos teóricos mostraram um aumento da base protética devido à inclinação dos implantes, o que, por sua vez, pode reduzir a força que actua sobre os implantes A inclinação também aumenta o espaço entre implantes, reduz o comprimento do cantilever nos maxilares e reduz a necessidade de aumento ósseo. Foram registados bons resultados clínicos em vários estudos que utilizaram implantes inclinados.

O protocolo original de Brånemark defendia a instalação de implantes em duas fases (Brånemark et al, 1977). Acreditava-se dogmaticamente que, após a instalação do acessório, o implante tinha de ser coberto por gengiva para evitar o crescimento epitelial entre o osso e os implantes. Para permitir a integração do osso com a camada de óxido de titânio que cobre a superfície do implante, postulava-se que um implante necessitava de um tempo de cicatrização alargado de três meses na mandíbula e de seis meses na maxila (Adell et al, 1981). Na segunda fase da cirurgia, os implantes foram expostos e os pilares foram ligados. Após mais seis a oito semanas de cicatrização dos tecidos da mucosa, iniciou-se o procedimento protético. Na prática clínica, isto significava um período de tratamento total de, pelo menos, cinco a seis meses na mandíbula e oito a nove meses na maxila. No entanto, estas diretrizes foram baseadas empiricamente na experiência clínica e não no conhecimento dos princípios biológicos.

Durante a última década, tem-se verificado uma tendência para a simplificação do procedimento cirúrgico e de restauração, avançando para a ideia da carga imediata de próteses fixas retidas por implantes. A carga imediata de implantes dentários oferece vantagens tanto para o doente como para o dentista. Permite uma cirurgia numa única fase, evitando assim o trauma físico e o tempo de cadeira do procedimento de revelação, e a estética e a função podem ser imediatamente restauradas.

A carga imediata de próteses fixas de arcada completa suportadas por implantes para estes casos na maxila e mandíbula edêntulas tem sido associada a um elevado nível de satisfação dos pacientes em termos de estética, fonética e funcionalidade.

O conceito de tratamento All-on-Four proporciona às arcadas edêntulas e aos indivíduos imediatamente / pós-extração uma prótese fixa com carga imediata, utilizando 4 implantes: 2 implantes orientados axialmente na região anterior e 2 implantes posteriores inclinados.

Este conceito é um dos procedimentos que nos esclarece para a sua utilização em pacientes completamente desdentados e que também deixa para trás a alternativa de tratamento de rotina das próteses convencionais com resultados de sucesso a curto prazo.

O tratamento All-on-Four foi desenvolvido para maximizar a utilização do osso disponível e permite uma função imediata. Globalmente, os dados publicados sobre o conceito All-on-Four registaram taxas de sobrevivência cumulativas entre 92,2% e 100%.

Rangert BR, Sullivan RM, Jemt TM et al (1997), no seu estudo, avaliaram as diferenças biomecânicas inerentes ao tratamento com implantes de arcadas completamente desdentadas e segmentos parcialmente desdentados posteriores. A prótese parcial não beneficia de estabilização transversal à arcada e é, por isso, mais suscetível a cargas de flexão. Os implantes suportaram a maior parte da carga quando misturados com os dentes no mesmo quadrante, devido à diferença de mobilidade entre os dentes e os implantes. No entanto, a sobrecarga dos implantes em restaurações parciais posteriores foi mínima e pode ser evitada com um planeamento de tratamento adequado.

Mattson T, Konsell P et al (1999) descreveram a técnica cirúrgica para o tratamento com implantes em maxilares edêntulos severamente reabsorvidos sem qualquer reconstrução alveolar antes ou em combinação com a colocação de implantes. O osso maxilar pode ser visualizado e utilizado ao máximo para a inserção de implantes através da fenestração do seio maxilar e da descoberta do pavimento nasal. Através da angulação dos implantes e da permissão de duas a cinco roscas de fixação não cobertas no aspeto palatino, podem ser instalados implantes de comprimento ideal.

Leonard Krekmanov, Mikael Kahn et al (2000) estudaram o método de colocação de implantes na parte posterior dos maxilares para estender as próteses fixas ligadas a implantes mais distalmente e para reduzir o comprimento dos cantilevers em próteses de arcada completa sem transpor o nervo mandibular ou efetuar enxertos ósseos no maxilar. Esta técnica permitiu a colocação de implantes mais longos com uma melhor ancoragem óssea.

Aparicio C, Perales P et al (2001) estudaram vinte e cinco pacientes reabilitados com vinte e nove próteses parciais fixas suportadas por 101 implantes branemark. Foram colocados 59 implantes na direção axial e 42 na direção inclinada, com um período médio de acompanhamento de 37 meses e foram efectuadas medições periotest, tendo os resultados indicado que os implantes inclinados são mais estáveis do que os axiais, além de que os implantes inclinados constituem uma opção alternativa eficaz e segura para o aumento do seio maxilar.

Yvan Fortin et al (2002) o objetivo desta investigação foi desenvolver um protocolo de tratamento cirúrgico e protético com implantes para maxilares completamente edêntulos, no qual se obtém um suporte labial e fonético ideais em combinação com uma ancoragem substancial do implante sem enxerto ósseo. A ponte Marius é uma prótese maxilar de arco completo e estrutura dupla que o paciente pode remover para efetuar a higiene oral. Os primeiros 45 pacientes tratados por um indivíduo (YF) num centro com este conceito foram relatados, com 245 implantes seguidos durante até cinco anos após a conexão das próteses. A taxa cumulativa de sobrevivência futura para este estudo clínico retrospetivo de 5 anos foi de 97%. Cinco fixações falharam antes da carga, em cinco pacientes diferentes, e duas fixações no mesmo paciente falharam na visita de acompanhamento de 3 anos. Nenhuma das pontes falhou, dando uma taxa de sobrevivência das próteses de 100%. As complicações foram poucas e principalmente protéticas: nove incidências de complicações de componentes de fixação, uma fratura mesobar e três relatos de gengivite. Todas as complicações foram resolvidas ou rectificadas o mais rapidamente possível, com pouco ou nenhum atraso na utilização da prótese. Os resultados satisfatórios a médio prazo de sobrevivência e satisfação do paciente mostraram que a ponte Marius pode ser recomendada para a implantologia dentária. Porque a abordagem permitiu implantes mais longos com melhor ancoragem óssea e suporte protético, minimizando a necessidade de enxertos.

Shinichiro Tada, Roxana Stegaroiu et al (2003) avaliaram o impacto do tipo e do comprimento do implante, bem como a qualidade do osso, na tensão/deslocação do osso e do implante através de uma análise de elementos finitos, em que dois tipos (parafuso e cilindro) e 4 comprimentos (9,2, 10,8, 12,4 e 14,0 mm) de implantes de titânio foram enterrados em 4 tipos de osso modelados através da variação do módulo de elasticidade do osso esponjoso. Foram aplicadas forças axiais e vestibulares ao nó oclusal no centro do pilar. Os resultados deste estudo sugerem que o osso esponjoso de maior densidade proporciona um ambiente biomecânico superior para os implantes do que o osso esponjoso de menor densidade. Além disso, numa mandíbula com osso esponjoso de baixa densidade, os implantes mais longos do tipo parafuso podem ser uma opção preferível.

Paulo Maló, Bo Rangert, Miguel Nobre (2003) Os autores avaliaram 44 pacientes com 176 implantes de carga imediata, colocados na região anterior, suportando próteses fixas mandibulares de arcada completa em acrílico. Para além dos implantes de carga imediata, 24 dos 44 pacientes tinham 62 implantes de resgate não incorporados nas próteses provisórias, mas incorporados em próteses definitivas mais tarde, onde a sobrevivência das próteses foi de 100% e a reabsorção óssea média foi baixa, o que indica que o conceito de função imediata "All-on-Four" com implantes Brånemark System usados em mandíbulas completamente edêntulas é um conceito viável.

Paulo Maló, Bo Rangert, Miguel Nobre.(2005) Os autores incluíram 32 pacientes com 128 implantes de carga imediata (Brånemark System® TiUnite™, Nobel Biocare AB) suportando próteses fixas de acrílico em toda a arcada completa do maxilar. Foi utilizada uma guia cirúrgica especialmente concebida para facilitar o posicionamento dos implantes e a inclinação dos implantes posteriores, de modo a obter uma boa ancoragem óssea e uma grande distância inter-implantar para um bom suporte protético. Foram efectuados exames de acompanhamento aos 6 e 12 meses. A avaliação radiográfica do nível ósseo marginal foi efectuada após 1 ano em função. Três implantes com carga imediata foram perdidos em três pacientes, dando uma taxa de sobrevivência cumulativa de 1 ano de 97,6%. O nível ósseo marginal estava, em média, a 0,9 mm (SD 1,0 mm) da junção implante/pilar após 1 ano. A elevada taxa de sobrevivência cumulativa do implante indicou que o conceito de função imediata para maxilares completamente edêntulos é um conceito viável.

Roberto Calandriello, Massimiliano Tomatis (2005) Os autores incluíram 18 pacientes no estudo. Foram colocados 60 implantes para suportar 19 próteses fixas parciais ou de arcada completa. Foi aplicada a função imediata/precoce. Os pacientes foram seguidos durante um mínimo de 1 ano após a conexão da prótese. Foram efectuadas medições de estabilidade e avaliação radiográfica da alteração do nível ósseo marginal. Um implante axial e um implante inclinado falharam num paciente, dando uma taxa de sobrevivência cumulativa de 96,7%. Não se registou qualquer falha das próteses provisórias. A reabsorção óssea marginal média registada após 1 ano foi baixa (0,82 mm para implantes axiais e 0,34 mm para implantes inclinados). Os resultados sugerem que os implantes inclinados colocados em função imediata podem ser uma abordagem de tratamento viável para a reabilitação do maxilar atrofiado.

Maló P, Nobre Mde A, Petersson et al (2006) Os autores efectuaram um estudo piloto de reabilitação de desdentados completos com função imediata utilizando um novo desenho de implante. Os resultados indicaram que os maxilares totalmente desdentados com vários tipos de osso podem ser tratados com elevado sucesso e boa estética utilizando implantes de carga imediata com o desenho apresentado, e que podem ser mantidos níveis ósseos marginais favoráveis.

Capelli M, Zuffetti F (2007) Os autores realizaram um estudo para avaliar o resultado do tratamento de próteses aparafusadas de arcada completa com carga imediata e extensões distais suportadas por implantes verticais e inclinados para a reabilitação de maxilares edêntulos e compararam os resultados dos implantes verticais com os dos implantes inclinados. Os resultados preliminares deste estudo sugeriram que a reabilitação imediata da maxila e mandíbula edêntulas através de uma prótese híbrida suportada por 6 ou 4 implantes, respetivamente, pode representar uma alternativa de tratamento viável em relação a procedimentos cirúrgicos mais exigentes. Os resultados clínicos indicaram que os implantes inclinados com carga imediata podem alcançar o mesmo resultado que os implantes verticais em ambos os maxilares.

Edmond Bedrossian, Richard M. Sullivan et al (2008) Os autores descreveram principalmente critérios de seleção protética utilizando o método de triagem bedrossiano, orientações para uma abordagem cirúrgica óptima. O método de triagem pré-tratamento de Bedrossian considerou sistematicamente a presença ou ausência de um defeito composto, a visibilidade da crista de tecido mole residual e a disponibilidade de osso em 3 zonas radiográficas como diretrizes para a seleção de 3 potenciais designs de implantes fixos, bem como a abordagem cirúrgica ideal do implante. A utilização destes critérios de diagnóstico diferencial permitiu uma determinação atempada do tratamento necessário para satisfazer as expectativas do paciente antes de ter sido investida uma quantidade significativa de tempo e recursos.

Tiziano Testori et al (2008) O estudo foi efectuado para avaliar o resultado do tratamento de pontes fixas de arcada completa com carga imediata ancoradas a implantes inclinados e axiais para a reabilitação de maxilares totalmente edêntulos e para comparar o resultado de implantes axiais vs. inclinados. Quarenta e um pacientes com maxilares edêntulos foram incluídos no estudo. Cada paciente recebeu uma ponte fixa de arcada completa suportada por quatro implantes axiais e dois implantes distais inclinados. A carga foi aplicada no prazo de 48 horas após a cirurgia. Os pacientes foram agendados para acompanhamento aos 6 meses, 1 ano e anualmente até 5 anos. Foi efectuada uma avaliação radiográfica da alteração do nível ósseo marginal ao fim de 1 ano. Concluiu-se que a carga imediata associada a implantes inclinados pode ser considerada uma modalidade de tratamento viável para o maxilar atrófico e que não parece haver um resultado clínico diferente entre implantes inclinados e axiais.

Pomares C (2009) Este estudo apresentou os resultados clínicos de um protocolo de colocação de implantes utilizando 4 ou 6 implantes que suportam próteses fixas com carga imediata. Este estudo incluiu 20 pacientes (restaurando 19 maxilas e 9 mandíbulas) com 127 implantes carregados que suportaram próteses acrílicas de arcada completa imediatamente fixas, seguidos durante pelo menos 2 anos. As medidas de resultado foram falhas da prótese e dos implantes, uma avaliação radiográfica aproximada e qualquer complicação. Os resultados indicaram que o conceito de função imediata "tudo em quatro" e "tudo em seis" após a extração pode ser um tratamento viável e previsível.

OLE T. JENSEN et al (2009) Este relatório apresentou uma nota técnica e 2 relatos de casos do tratamento "all-on-4" da mandíbula altamente reabsorvida. Descobriram que a utilização de 4 implantes angulados direcionados para a linha média da mandíbula num ângulo de 30 graus proporcionava a vantagem de um maior comprimento do implante e um torque de inserção adequado para temporização imediata. A técnica envolveu ou perfurou o bordo inferior com implantes colocados numa distribuição espaçada para evitar a fratura da mandíbula. A técnica é proposta como uma alternativa à reconstrução com enxerto ósseo.

Agliardi EL, Francetti L et al (2009) O estudo avaliou um novo protocolo cirúrgico para a reabilitação imediata de maxilas edêntulas sem recurso a enxertos ósseos. Foram incluídos no estudo 20 pacientes consecutivos que necessitavam de uma reabilitação da arcada completa do maxilar. Cada paciente recebeu quatro implantes inclinados que se ligaram à parede posterior e anterior do seio maxilar e dois implantes axiais na maxila anterior. Foi inserido um total de 120 implantes (30 Branemark System MK IV e 90 NobelSpeedy Groovy). Foram colocadas próteses provisórias de resina acrílica no prazo de 4 horas após a colocação do implante e as restaurações definitivas foram colocadas 4 a 6 meses mais tarde. As consultas de acompanhamento foram agendadas a cada 6 meses durante os primeiros 2 anos e anualmente a partir daí. Em cada consulta de seguimento, os índices de placa e de hemorragia foram avaliados, foram obtidas radiografias periapicais para avaliar as alterações do nível ósseo marginal e a satisfação do paciente foi registada através de um questionário. Concluíram que esta técnica pode ser considerada como uma modalidade de tratamento viável para a reabilitação imediata da maxila edêntula, uma vez que proporciona um suporte ótimo na região posterior, minimiza os cantilevers distais e evita o enxerto ósseo ou o aumento do seio maxilar.

Nadine Brodala (2009), o objetivo deste artigo foi rever a literatura atual no que diz respeito à eficácia e eficiência da cirurgia sem retalho para implantes dentários endósseos. Os dados disponíveis sobre a técnica flapless indicam uma elevada sobrevivência global dos implantes. Os estudos de coorte prospectivos demonstraram uma sobrevivência de aproximadamente 98,6% (IC 95%: 97,6 a 99,6), sugerindo eficácia clínica, enquanto os estudos retrospectivos ou séries de casos demonstraram uma sobrevivência de 95,9% (IC 95%: 94,8 a 97,0), sugerindo um tratamento eficaz. A cirurgia sem retalho parece ser uma modalidade de tratamento plausível para a colocação de implantes, demonstrando eficácia e efetividade clínica.

Ronald E. Jung, PD, David Schneider etal. (2009) Os autores analisaram a literatura sobre a exatidão e o desempenho clínico das aplicações de tecnologia informática na implantologia cirúrgica. Foram realizadas pesquisas electrónicas e manuais na literatura para recolher informações sobre (1) a precisão e (2) o desempenho clínico dos sistemas de implantes assistidos por computador. Foi efectuada uma análise de meta-regressão para resumir os estudos de precisão. As taxas de insucesso/complicações foram analisadas utilizando modelos de regressão de Poisson de efeitos aleatórios para obter estimativas sumárias das proporções de 12 meses. Concluiu-se que a colocação de implantes com base em modelos guiados por computador apresentou elevadas taxas de sobrevivência de implantes, variando entre 91% e 100%.

Jan D'haese, Tommie Van De Velde et al. (2010) Os autores analisaram os dados sobre a exatidão e as complicações cirúrgicas e protéticas utilizando guias cirúrgicos estereolitográficos para a reabilitação de implantes. No total, foram selecionados 31 artigos. Dez relataram desvios entre o planeamento pré-operatório do implante e as localizações pós-operatórias do implante. Um estudo in vitro registou um desvio apical médio de 1,0 mm, três estudos ex vivo registaram um desvio apical médio entre 0,6 e 1,2 mm. Em seis estudos in vivo, foi encontrado um desvio apical entre 0,95 e 4,5 mm. Seis artigos relataram complicações que ascenderam a 42% dos casos quando a cirurgia guiada por estereolitografia foi combinada com carga imediata. Esta descoberta e as complicações pós-cirúrgicas relatadas adicionalmente concluíram que se deve ter cuidado ao aplicar esta técnica numa base de rotina.

Ole T. Jensen, Mark W. Adams, Jared R. Cottam, et al (2010) Os autores avaliaram que o tratamento All-on-4 é facilitado pela redução óssea para criar espaço protético de restauração, estabelecer a máxima dispersão anterior posterior dos implantes e evitar locais pneumatizados. Ao contrário de uma alveoloplastia de redução para colocação de prótese, a plataforma All-on-4 permite uma gestão protética cirúrgica óptima da colocação de implantes para a prótese híbrida fixa.

R. A. Landa' zuri-Del BarrioJ, Cosyn et al (2011) Os autores estudaram a cirurgia guiada sem retalho na mandíbula utilizando o conceito all on four. O objetivo foi fornecer documentação detalhada com foco no resultado clínico e radiográfico e complicações. Dezasseis pacientes não fumadores sistemicamente saudáveis (10 mulheres, 6 homens, idade média de 59 anos) com volume ósseo suficiente na mandíbula foram operados através de cirurgia guiada sem retalhos utilizando o conceito all-on-four. Os dados clínicos e radiográficos e as complicações foram registados aos 3, 6 e 12 meses. A taxa de sobrevivência global dos implantes foi de 90%, com uma tendência para uma maior falha dos implantes curtos (P = 0,098). O nível ósseo médio após 12 meses de função foi de 0,83 mm com um máximo de 1,07 mm. As complicações técnicas foram comuns (15/16 pacientes). Concluiu-se que, se se pretendesse uma carga imediata dos implantes, a ponte de implantes deveria ser fabricada utilizando a impressão real dos implantes obtida durante a cirurgia e não a sua posição virtual.

Graves S, Brian A. Mahler et al (2011) Os autores descreveram os benefícios e desvantagens dos implantes inclinados. Foi colocado um total de 1110 implantes em 276 maxilares. Nove maxilas não foram carregadas no dia da cirurgia, devido a valores de torque insuficientes para carga imediata. De julho de 2009 a novembro de 2010, 276 pacientes receberam tratamento com implantes angulados no maxilar. Duzentos e sessenta e sete pacientes receberam próteses provisórias fixas no dia da cirurgia. Quarenta e cinco pacientes receberam próteses definitivas. No total, foram colocados 1110 implantes, com 28 insucessos e uma taxa de sucesso de 97,48%. A grande maioria dos dados publicados comprovou que os implantes angulados são uma modalidade de tratamento válida e, de facto, benéfica para o maxilar. Este tipo de tratamento com implantes tem-se tornado mais comum ao longo do tempo, com um número crescente de defensores na literatura e inúmeras vantagens. Uma possível desvantagem da colocação inclinada de implantes dentários convencionais foi o facto de se tornarem normalmente mais difíceis de restaurar, o que requer pilares de correção do ângulo.

Corbella S e Fabbro M (2011) Os autores avaliaram os resultados de um protocolo de manutenção de implantes para implantes que suportam uma reabilitação de arcada completa. Sessenta e um pacientes (28 mulheres e 33 homens) tratados com reabilitação de arcada completa com carga imediata, tanto mandibular como maxilar, suportada por uma combinação de dois implantes inclinados e dois axiais, foram incluídos no estudo. Os pacientes foram agendados para visitas de acompanhamento de 6 em 6 meses durante +2 anos, e depois anualmente até 4 anos. Cada paciente recebeu tratamento profissional de higiene oral e instruções detalhadas de higiene oral. Durante cada visita, foram avaliados o índice de placa modificado, o índice de hemorragia e a profundidade de sondagem. A presença de inflamação nos tecidos peri-implantares também foi avaliada. O tempo médio de observação, considerando tanto a mandíbula como a maxila, foi de 18,3 meses, variando entre 6 meses e 5 anos. A frequência dos índices de placa e de hemorragia diminuiu ao longo do tempo. A profundidade de sondagem manteve-se estável (2,46 ± 0,5 mm aos 4 anos). Apenas três implantes foram perdidos devido a periimplantite (1,4% aos 12 meses), enquanto a incidência de mucosite peri-implantar foi inferior a 10% em cada período considerado. Verificou-se que a adoção de um protocolo de higiene sistemático foi eficaz para manter baixa a incidência de mucosite peri-implantar, bem como para controlar a acumulação de placa bacteriana e a perda de inserção clínica.

O estudo de **Edmond Bedrossian (2011)** descreveu os critérios para a utilização do implante zigomático, incluindo a utilização alargada do implante zigomático nos casos em que ocorreu a falha de um dos implantes inclinados anterior ou posteriormente no tratamento All-on-Four. Verificou-se que a colocação do implante zigomático se tornou um procedimento de resgate em casos de implantes falhados, o que permitiu a continuidade dos cuidados sem recorrer a uma prótese amovível.

Parel S e Philips W (2011) Este estudo determinou quais os factores de risco, se existirem, que podem aumentar a probabilidade de fracasso do implante em função imediata, utilizando uma abordagem distal inclinada de 4 implantes no maxilar. Foi efectuada uma revisão retrospetiva dos registos para avaliar os potenciais factores de insucesso dos implantes maxilares, incluindo um historial de tabagismo, sexo, oclusão oposta, densidade óssea, volume ósseo, torque de inserção, parafunção, local de implante falhado, dependência e factores sistémicos. Os dados foram analisados com estatísticas descritivas. A dentição natural oposta, o género masculino, a falta de densidade óssea, o local distal do implante e a parafunção foram ocorrências suficientemente frequentes em situações de insucesso para sugerir que a utilização de implantes adicionais ou a carga retardada e a colocação de uma prótese completa como prótese provisória podem ser mais adequadas na gestão de pacientes identificados como sendo de alto risco. Factores secundários como a disponibilidade óssea (volume) e o tabagismo foram menos comuns em situações de insucesso.

Ole T. Jensen, Mark W. Adams et al (2011) Os autores descreveram a redução óssea preconizada para a colocação de implantes All on 4 mandibulares para estabelecer o posicionamento ideal do implante para uma função imediata. A abordagem de prateleira ajudou o cirurgião a evitar lesões nervosas, a selecionar locais e a estabelecer a vantagem biomecânica de uma maior dispersão A-P para uma função imediata.

Ole T. Jensen, Jared Cottam, Jason Ringeman e Mark Adams. (2012)

Este estudo avaliou os resultados clínicos da colocação de implantes dentários trans-sinusais através da utilização de enxerto de proteína morfogenética óssea 2 (BMP-2) e carga funcional imediata através do esquema all-on-4. Foram selecionados dez pacientes para colocação de implantes trans-sinusais e enxerto simultâneo de BMP-2 no pavimento sinusal para carga provisória imediata após redução óssea para criar a prateleira all-on-4 ou devido a atrofia maxilar grave e anatomia sinusal proeminente. O torque de inserção foi medido aquando da colocação do implante. Os pacientes foram acompanhados durante, pelo menos, 1 ano após a restauração final, altura em que foi obtida uma tomografia computorizada ou uma radiografia panorâmica e analisada a presença de osso peri-implantar trans-sinusal. As unidades Hounsfield foram registadas a meio do enxerto sinusal. Verificou-se que, dos 19 implantes trans-sinusais, 18 permaneceram integrados no seguimento de 1 ano, o que corresponde a uma taxa de insucesso de 5,2%. Todos os enxertos sinusais formaram osso, com uma média de 460 unidades Hounsfield. As próteses fixas definitivas foram concluídas em todos os 10 pacientes. Concluiu-se que a colocação de implantes dentários trans-sinusais com enxerto de BMP-2 para obter uma expansão antero-posterior para função imediata através da utilização de tratamento all on-4 parece ser uma alternativa viável à utilização de implantes zigomáticos na presença de atrofia maxilar grave.

Charles A. Babbush, Ali Kanawati et al (2013) Os autores examinaram os resultados da utilização de implantes NobelActive de 3,5 mm de diâmetro com carga imediata em arcadas completas mandibulares e maxilares extremamente atróficas e concluíram que a combinação dos implantes NobelActive de 3,5 mm de diâmetro com o conceito All-on-Four tinha potencial para se tornar um novo padrão de tratamento para pacientes gravemente comprometidos.

Sebastian B. M. Patzelt et al (2013) Os autores avaliaram o conceito de tratamento all-on-four no que diz respeito às taxas de sobrevivência (SRs) de implantes orais, próteses dentárias fixas aplicadas (FDPs) e alterações temporais nos níveis ósseos proximais. Foi efectuada uma revisão sistemática de publicações em inglês e alemão, utilizando a base de dados bibliográfica eletrónica Medline, a Biblioteca Cochrane e o Google. Foram efectuadas pesquisas manuais nas bibliografias de revistas relacionadas e revisões sistemáticas. Os dados foram avaliados. Verificou-se que os dados disponíveis forneciam resultados promissores a curto prazo para a abordagem all-on-four. Em termos de uma medicina dentária baseada em evidências, os autores recomendaram mais estudos concebidos como ensaios clínicos controlados e aleatórios e relatados de acordo com a declaração CONSORT.

Luca Francetti, Stefano Corbella et al (2015) Os autores investigaram a incidência de complicações biológicas e técnicas em pacientes tratados com restaurações de arcada completa suportadas por implantes e com carga imediata. Os registos clínicos de 86 pacientes (95 reabilitações protéticas) foram incluídos neste estudo. Foram efectuadas 61 reabilitações mandibulares e 34 maxilares, todas elas com carga imediata entre 8 a 48 horas após a intervenção cirúrgica. O tempo de acompanhamento variou de 16,3 a 112 meses de função (média de 65,36 meses). As complicações biológicas mais comuns foram as relacionadas com a higiene (n = 81; 30,2% dos pacientes apresentaram mucosite peri-implantar e 10,4% peri-implantite). Entre todas as complicações protéticas, a descolagem de um elemento da prótese definitiva foi o evento mais frequente (n = 20; 23,2% dos pacientes). O número total de complicações protéticas foi de 42. A maioria das complicações foram reversíveis e nunca afectaram a taxa de sobrevivência global do implante/prótese.

Anandh, B. Lokesh, Vijay Ebenezer, S.Jimson e J.Parthiban (2015)

De acordo com esta revisão da literatura, a colocação de implantes dentários anteriormente, na tentativa de tratar a maxila e a mandíbula severamente reabsorvidas, teve apenas um sucesso limitado. Mas a reabilitação de maxilas e mandíbulas completamente edêntulas e atrofiadas através da colocação de implantes utilizando o protocolo All-on-Four deu uma nova esperança de um sucesso percetível, tornando-se um método de tratamento promissor de escolha e padrão no tratamento de pacientes gravemente comprometidos.

Alessandro Pozzi, Marco Tallarico et al (2016) Os autores avaliaram o desempenho clínico de uma sobredentadura de 4 implantes totalmente suportada por uma barra de titânio projectada e fabricada por computador (CAD/CAM). Este estudo incluiu participantes edêntulos reabilitados com uma sobredentadura de 4 implantes num dos 2 maxilares. Dezoito participantes receberam 72 implantes. Um ano após a colocação dos implantes, nenhum implante ou prótese falhou e não foram observadas complicações biológicas ou técnicas. No seguimento de 1 ano, a perda óssea marginal média foi de 0,29 ±0,16 mm. As pontuações sumárias do OHIP demonstraram uma melhoria significativa na qualidade de vida relacionada com a saúde oral. No seguimento de 1 ano, foi detectada hemorragia positiva em 2 participantes (11,1%) à volta de 3 implantes (4,1%). Três participantes (16,6%), representando 5 implantes (6,9%), apresentaram uma ligeira quantidade de placa bacteriana. Concluiu-se que uma sobredentadura de 4 implantes suportada por uma barra de titânio CAD/CAM pode ser considerada uma opção fiável para o tratamento do maxilar e da mandíbula edêntulos onde é necessário um suporte adequado do lábio e da bochecha.

Durkan e Oyar (2017) Os autores examinaram estudos envolvendo a técnica atual all-on-four, as suas vantagens e desvantagens, a perda óssea crestal e as taxas de osseointegração e sobrevivência clínica. De acordo com os resultados obtidos a partir da revisão efectuada com base em dados revistos por pares, a implementação de procedimentos de carga imediata, especialmente na maxila atrófica e/ou próteses fixas de arcada completa mandibular, juntamente com o conceito all-on-four, proporciona uma grande vantagem para o paciente e para o médico. O conceito all-on-four pode ser um método de tratamento alternativo e potencial, especialmente em maxilares edêntulos atróficos, e as suas práticas clínicas de rotina podem ser efectuadas.

David Soto-Peñaloza, Regino Zaragozí-Alonso et al (2017) Os autores analisaram três grandes bases de dados electrónicas MEDLINE (via PubMed), EMBASE e a Biblioteca Cochrane da Colaboração Cochrane (CENTRAL) para rever sistematicamente a literatura sobre o conceito de tratamento "all-on-four" no que diz respeito às suas indicações, procedimentos cirúrgicos, protocolos protéticos e complicações técnicas e biológicas após pelo menos três anos em função. Foram obtidos 728 artigos no processo de seleção inicial. Os autores analisaram que o conceito de tratamento all-on-four oferece uma forma previsível de tratar a mandíbula atrófica em pacientes que não preferem procedimentos regenerativos.

Deepika Bainiwal (2017) avaliou a ponte de cerâmica Malo' S, esteticamente orientada, o epítome da engenharia biomédica combinada com a tecnologia CAD/CAM, que foi construída como uma superestrutura oclusal amovível aparafusada sobre quatro implantes de titânio colocados de acordo com o conceito All-on-4. No prazo de 2 horas após a cirurgia, estes implantes foram carregados com uma prótese acrílica fixa completa e, após 3-4 meses, quando a fase de cicatrização e osseointegração foi atingida, foi substituída por uma ponte feita de um material mais durável. O autor constatou que os implantes serviram de base para a ponte de Malo, o que permitiu a colocação de um conjunto fixo de dentes com aspeto e função de dentes naturais. O resultado final foi uma dentição fixa (não removível) com um aspeto natural.

A EVOLUÇÃO DO CONCEITO "ALL-ON-4" E A BIOMECÂNICA

A técnica "All-on-4" evoluiu a partir do trabalho original de Branemark e colegas[1] em 1977, através do qual utilizaram 4 a 6 implantes verticais colocados no segmento anterior da maxila edêntula e mandíbula em cantilever para acomodar uma prótese fixa de arcada completa. Embora haja um bom sucesso no seu estudo de 10 anos (78,3%-80,3% para a maxila e 88,4%-93,2% para a mandíbula), o cantilever continua a ser demasiado longo e problemático, tendo de se estender e proporcionar uma dentição posterior adequada. O enxerto ósseo posterior, o aumento do seio ou do rebordo para maxilares atróficos, antes da colocação de implantes, pode ser uma alternativa; no entanto, as cirurgias adicionais, o custo, a duração prolongada do tratamento e as comorbilidades impediram que outros se tornassem inovadores para contornar estes procedimentos e problemas. A lateralização do nervo alveolar inferior foi tentada com uma taxa extremamente elevada de parestesia, pelo que muitos abandonaram esta cirurgia. Num esforço para melhorar a posição do implante e diminuir o comprimento do cantilever, foi estudado o conceito de implantes distais angulados.

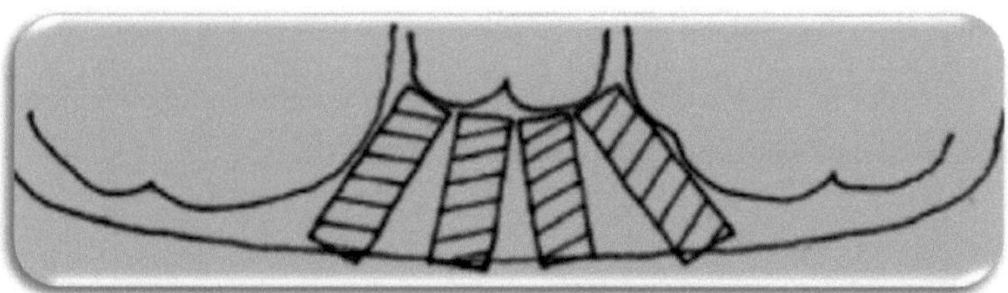

Um dos primeiros projectos do conceito de estilo "All-on-4" pode ser encontrado em Mattsson e colegas[2] em 1999, onde trataram 15 pacientes (68 implantes) com maxilas edêntulas severamente reabsorvidas, inserindo 4 a 6 implantes na pré-maxila para evitar o aumento do seio maxilar (Fig. 1). Selecionaram alturas de rebordo alveolar de 10 mm ou menos com 4 mm de largura horizontal e restauraram-nas com sucesso com próteses fixas com 12 dentes suportados pela superestrutura. Mattsson e colegas relataram apenas um implante falhado com 100% de estabilidade da prótese num período de 3 a 4,5 anos.

A angulação dos implantes distais proporciona inúmeras vantagens biomecânicas e clínicas para restaurações fixas com técnicas menos invasivas quando comparadas com procedimentos enxertados com implantes axiais tradicionais. (Caixa 1).3-1

Caixa 1 Vantagens biomecânicas da conceção "All-on-4

1. Os implantes seguem uma estrutura óssea densa

2. Os implantes mais compridos podem ser colocados inclinando-os posteriormente

3. A inclinação melhora a dispersão A-P dos implantes

4. A propagação A-P melhora a distribuição da carga da prótese

5. Encurtar o cantilever (máximo de 7 mm para a maxila e 1,5-2,0 A-P para a mandíbula) reduz a fratura/instabilidade da prótese e a estabilidade da altura óssea marginal.[52]

6. A altura óssea marginal dos implantes é mantida com uma prótese rígida

7. Os implantes inclinados têm uma taxa de sucesso semelhante à dos implantes tradicionais quando unidos por splints. Dados das Refs. 3-12.

Em 2000, Krekmanov e colegas[3] também conseguiram demonstrar que era possível uma prótese suportada por implantes com inclinação posterior. Simplesmente aumentando o spread antero-posterior (A-P), encurtando o cantilever, juntamente com a estabilização da arcada cruzada, o resultado implante/protético seria semelhante aos casos tradicionais com carga axial.[8,9] A angulação também permite a colocação de implantes mais longos, deslocando o suporte do implante para posterior e melhorando a distribuição da carga. Além disso, as forças sobre os implantes são reduzidas com uma prótese rígida.[3] A rigidez da prótese, juntamente com a distribuição de carga melhorada, ajuda a minimizar qualquer movimento significativo e anula o stress coronal ao nível do osso marginal.[3,6,11,12] A angulação dos implantes distais numa posição de 30 a 45 em relação ao plano oclusal permite que a prótese final tenha 10 a 12 dentes por arcada.[13] Por último, estes 4 implantes podem ser distribuídos numa distância mais favorável à limpeza e à higiene.

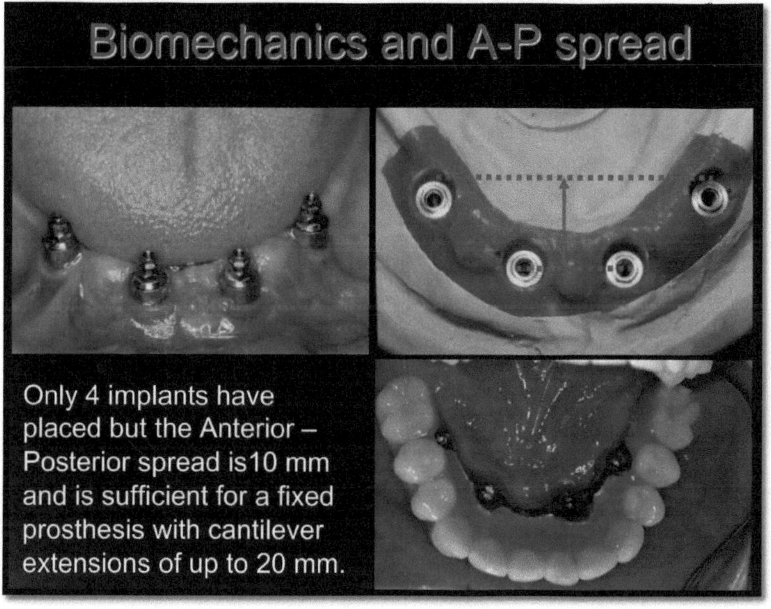

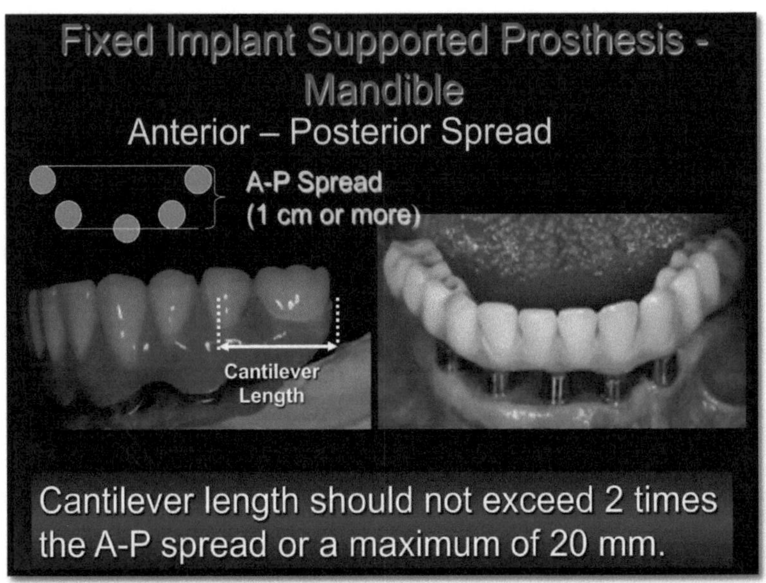

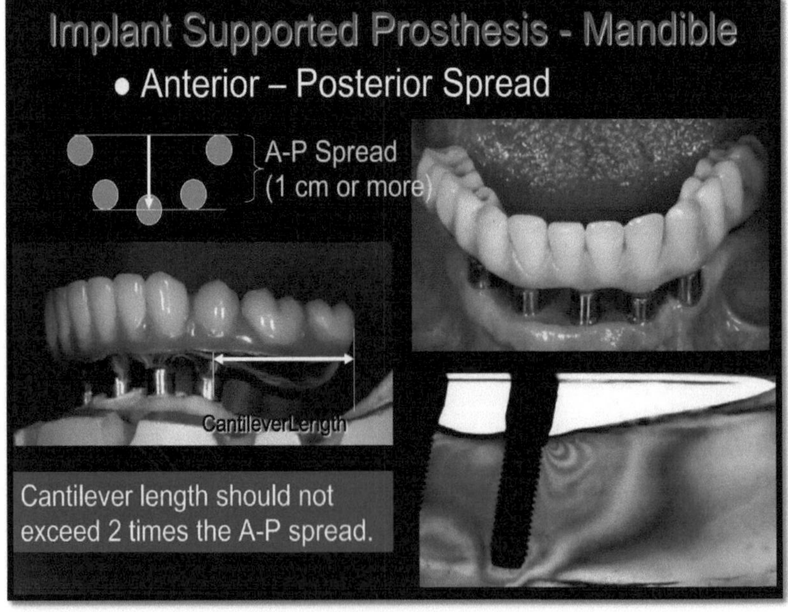

Fig. 1. Biomecânica e propagação A-P.

O conceito de função imediata "All-on-4" foi desenvolvido em 2003 por Malo e colegas. Este método reabilita um maxilar mandibular totalmente edêntulo, colocando apenas quatro implantes: dois implantes anteriores colocados axialmente e dois implantes posteriores posicionados com inclinações distais na região parassinfisária mandibular (Fig. 2). Foram utilizados pilares multiunidades rectos e angulados, e os implantes foram imediatamente carregados com uma prótese acrílica fixa completa no espaço de duas horas após a cirurgia.

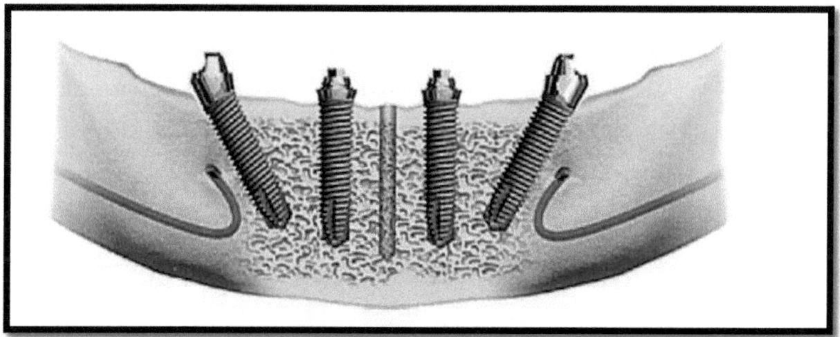

Fig. 2. Imagem esquemática do "All-on-4" mandibular.

Com base no sucesso do "All-on-4" mandibular, Malo e colegas adaptaram o desenho para a maxila em 2005. Outros investigadores relataram sucessos semelhantes.[11 17 18] No entanto, muitos recomendam a utilização de dois implantes maxilares adicionais para pacientes com determinados factores de risco, tais como má qualidade óssea, dentição natural oposta ou hábitos parafuncionais nos homens.

PILARES MULTI-UNIT: A Nobel biocare oferece pilares multi-unit rectos, bem como pilares multi-unit angulados a 17° e 30°.

All-on-4: implantes de zigoma e zigoma quádruplo

A Branemark desenvolveu inicialmente implantes de zigoma por três razões principais: (1) para tratar defeitos maxilares após ressecção de cancro, (2) traumatismos e (3) atrofia maxilar grave. O conceito subjacente aos implantes zigomáticos consiste em utilizar o osso disponível de um local distante quando o osso local é insuficiente. O ápice do implante encaixa no corpo do zigoma, atravessa o seio maxilar e emerge na posição do primeiro molar num ângulo de 45 graus.

Bedrossian categoriza a maxila em três zonas radiográficas: a zona 1 é a pré-maxila, a zona 2 é a área pré-molar e a zona 3 é a região molar (Fig. 3). Os implantes Zygoma são utilizados quando não existe osso suficiente nas regiões pré-molar e molar, deixando apenas disponível a pré-maxila anterior. A configuração do implante envolve dois implantes axiais na posição anterior e dois implantes zigomáticos na região posterior (Fig. 4). Quando não existe osso disponível na maxila, a técnica Quad Zygoma utiliza quatro implantes zigomáticos para suportar uma prótese de arcada completa (Fig. 5).

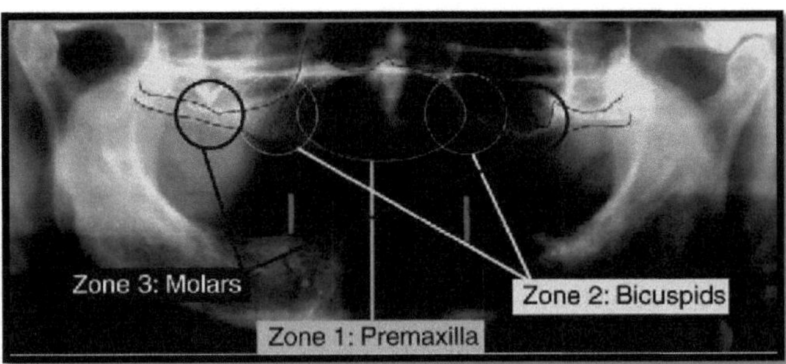

Fig. 3. Zona da maxila

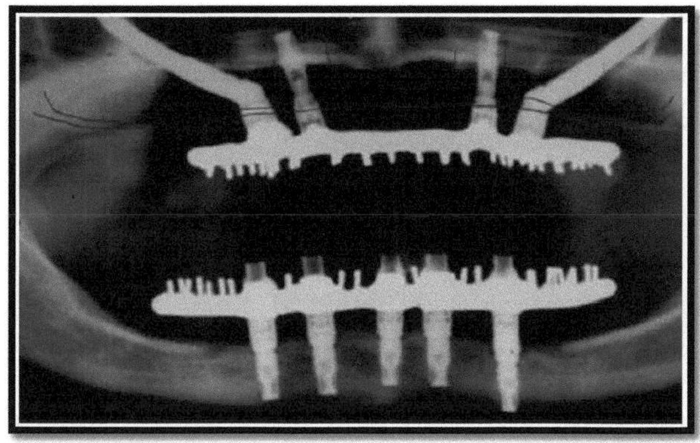

Fig. 4. O conceito zigomático quando a zona 1 está presente

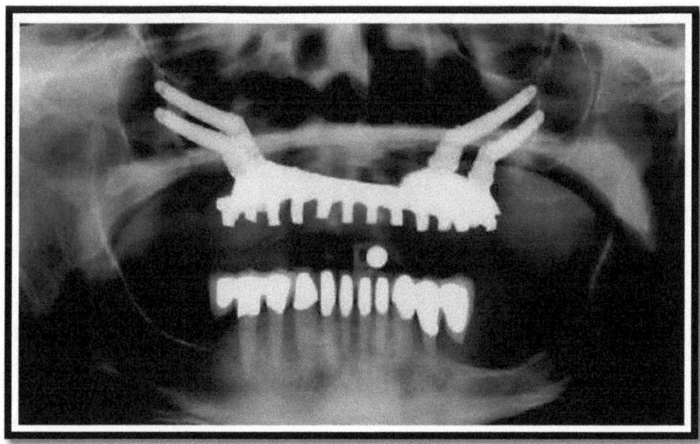

Fig. 5. O conceito de quadri-zigoma quando as zonas 1, 2 e 3 estão ausentes.

All-on-4 "V-4"

Em 2009, Jensen e Adams[21] descreveram 2 relatos de casos de um conceito "All-on-4" denominado "V-4" e a forma como estes implantes são colocados principalmente numa formação deste tipo na mandíbula anterior. O conceito All-on-4 "V-4" é indicado para pacientes com atrofia mandibular grave, normalmente com 5 a 7 mm de osso nativo remanescente. Estes 4 implantes são colocados num ângulo de 300 para ajudar a suportar uma prótese de arcada completa (Fig. 6).

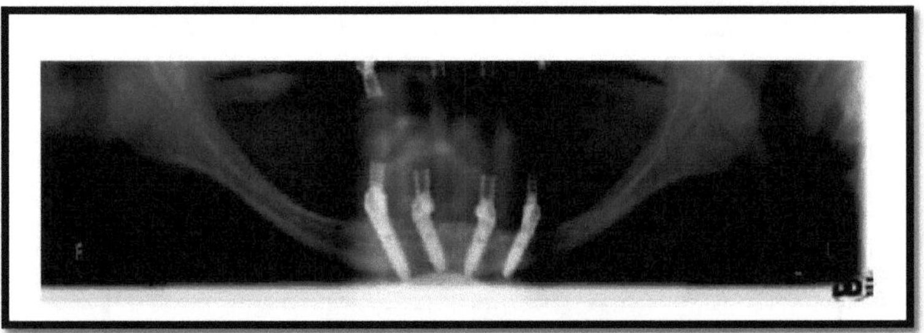

Fig. 6. A colocação de 2 implantes anteriores com um ângulo de 30 para a linha média criou uma forma em V para a colocação "all-on-4", designada V-4.

Prateleira All-on-4: Maxila

O All-on-4 Shelf: Maxilla pode ser uma opção de tratamento para casos de reabsorção maxilar ligeira, moderada, grave e severa. Em 2010, Jensen e colegas descreveram uma variação da técnica "All-on-4" denominada All-on-4 Shelf: Maxila, através da qual a topografia do alvéolo é recriada por redução óssea, permitindo que os implantes sejam colocados estrategicamente dentro da pré-maxila numa configuração em "M" quando vista do aspeto frontal (Fig. 7). A redução do osso fino da crista ajuda a revelar o osso basal mais espesso. Além disso, permite a distância interoclusal adequada de 22 mm necessária para a prótese final (Fig. 8). Os implantes anteriores e posteriores convergem apicalmente numa angulação de 30°, utilizando o osso nativo para uma ancoragem máxima. O "ponto S" do local posterior designa o ponto mais anterior da parede anterior do seio maxilar e o "ponto M" designa o osso máximo disponível no rebordo piriforme, imediatamente acima do pavimento nasal (Fig. 9).[22] A divergência destes implantes em direção ao rebordo do alvéolo ajuda a aumentar a dispersão A-P para uma melhor distribuição da carga protética. A única contraindicação para o All-on-4 Shelf: Maxilla é quando existe uma indistinção entre a fossa nasal e o seio maxilar, tornando-o uma cavidade contínua, na qual os implantes zigomáticos podem ser a opção de tratamento alternativa.[22]

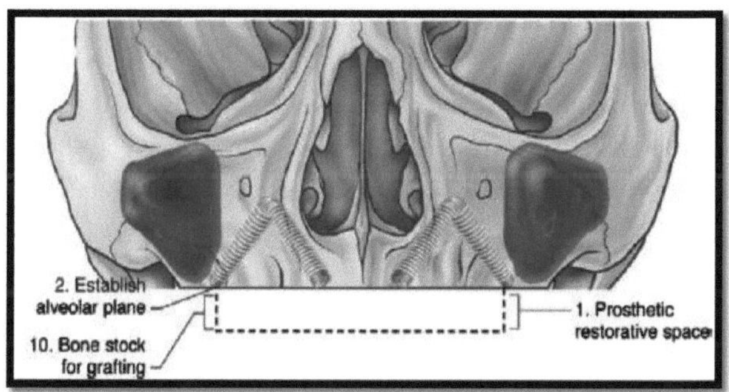

Fig. 7. Prateleira All-on-4; Maxila. O nivelamento ósseo do alvéolo cria um novo plano alveolar que funciona como uma "prateleira" sobre a qual se colocam os implantes dentários.

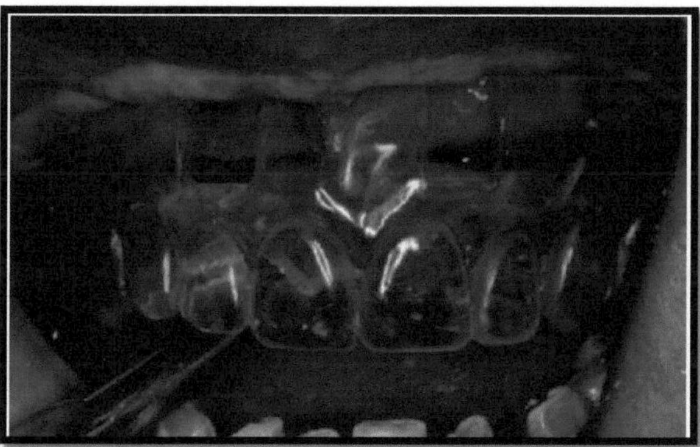

Fig. 8. Uma guia de redução óssea em acrílico transparente assegura um espaço de restauração adequado para os pilares e a barra de titânio alojada na prótese.

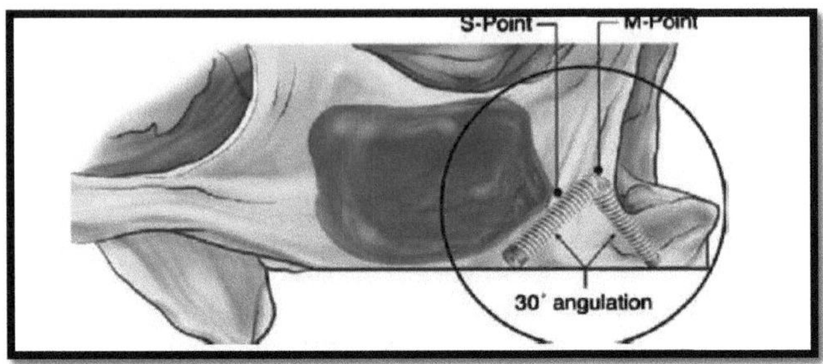

Fig. 9. Quando a prateleira está bem afastada do seio, a deflexão mais anterior do seio (ponto S) é identificada utilizando uma broca de antrostomia lateral. O espaço entre este ponto e a prateleira é medido. Esta mesma distância posterior da perpendicular ao ponto S deve ser o local de entrada do local de implante posterior (quando colocado a 30°) para evitar o seio.

Prateleira All-on-4: Mandíbula

Jensen e colegas[23] em 2011 seguiram com o seu anterior All-on-4 Shelf: Maxila com o All-on-4 Shelf: Mandíbula com a mesma estratégia em que a redução óssea em vez do aumento ósseo é utilizada para reabilitar a arcada edêntula. É necessária uma crista alveolar plana e um espaço interarcos adequado, com um mínimo de 20 mm, para a arcada mandibular. A configuração do implante é idêntica ao desenho "All-on-4" de Malo, com 2 excepções no que diz respeito aos implantes posteriores. Em primeiro lugar, o rácio 1:1 representa a altura óssea disponível do osso alveolar até ao nervo mentoniano (ponto N) e o número de milímetros de distância ganhos ao inclinar o implante posterior num ângulo de 30° (Fig. 10). O segundo ponto-chave é que o implante posterior pode ser posicionado atrás do forame mentoniano quando existe osso suficiente, não especificado pelos autores, acima do nervo alveolar inferior através de uma forma transalveolar de vestibular para lingual com envolvimento do córtex lingual para uma melhor propagação A-P (Fig. 11).[23]

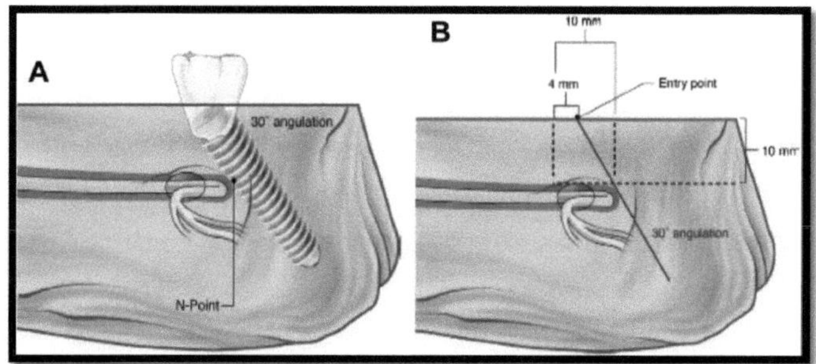

Fig. 10. (A) A deflexão mais anterior do nervo intraósseo é denominada ponto N. (B). Uma altura vertical de 10 mm medida a partir do ponto N até à prateleira All-on-4 permite uma distalização de 10 mm na prateleira quando um implante é colocado a 30°. Isto permite normalmente um aumento da expansão anterior posterior dos implantes de 1 dente bicúspide completo.

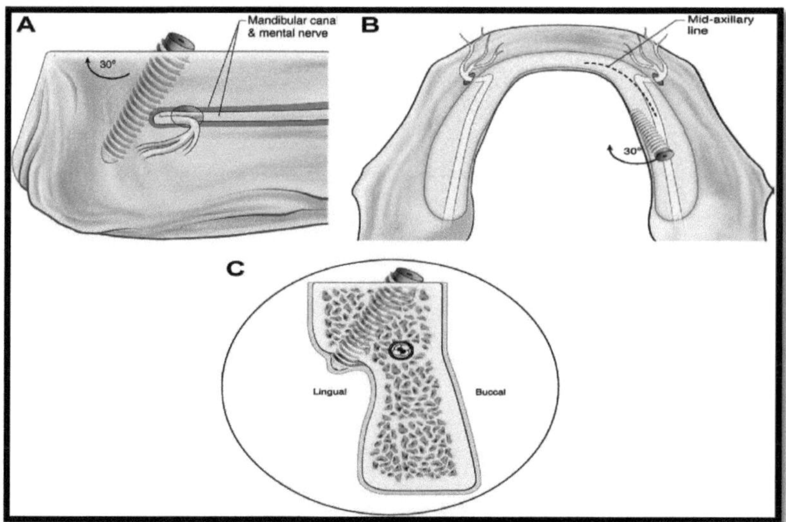

Fig. 11. (A) Ocasionalmente, quando o forame mental está bem avançado na arcada, os implantes podem ser colocados transalveolarmente, de vestibular para lingual. (B) Esta técnica permite a colocação de implantes sem manipulação do nervo. (C) O implante é colocado num ângulo de 30° em relação ao eixo do alvéolo, num ângulo alargado de 30°, envolvendo a placa lingual quando vista oclusalmente.

Técnica trans-sinusal All-on-4

Em 2012, Jensen e colegas[24] descreveram uma técnica cirúrgica alternativa aos implantes zigomáticos, utilizando uma combinação de enxerto do fundo do seio com proteína morfogénica óssea (BMP-2), com colocação simultânea de implantes transsinusais e função imediata. A indicação para este tipo de procedimento é para pacientes com maxila atrófica, pós-All-on-4 Shelf: Redução óssea horizontal da maxila, ou seio pneumatizado que atravessa a região do canino/lateral e por vezes do incisivo central (Fig. 12). Estes implantes são colocados numa configuração em "M" com encaixe no "ponto M", onde o bordo piriforme[24] tem osso de boa qualidade. Jensen e colegas utilizaram implantes de 15 mm a 18 mm de comprimento torcidos a 35 Ncm com inserção do pilar a 15 Ncm para critérios de carga imediata (Fig. 13). O estudo preliminar de 19 pacientes mostra resultados promissores como alternativa aos implantes zigomáticos, com uma taxa de sucesso de 94,8% após um ano de seguimento.

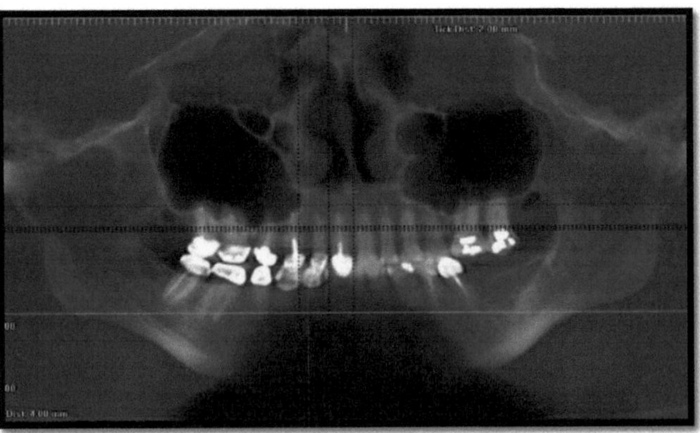

Fig. 12. Radiografia panorâmica do seio que se estende para a frente, abaixo da fossa nasal, para a região lateral do canino.

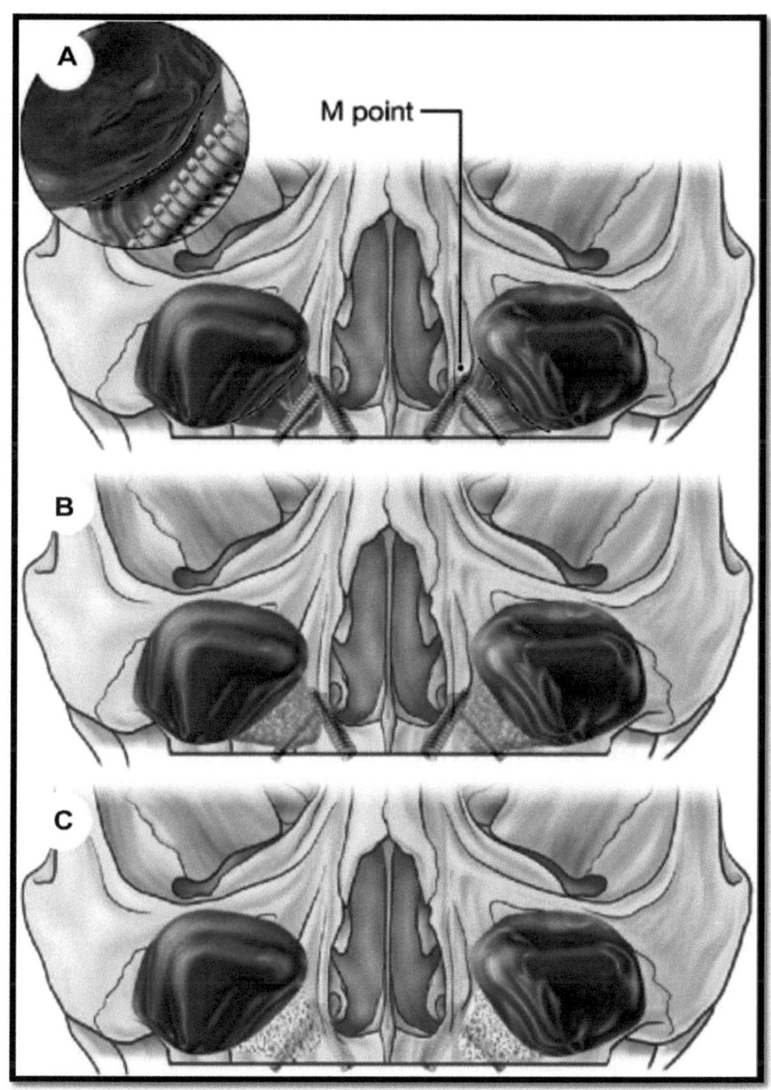

Fig. 13. (A-C) Quando o seio é elevado e a membrana reflectida posteriormente, o implante trans-sinusal pode ser colocado, envolvendo o osso nasal lateral.

CRITÉRIOS E CONSIDERAÇÕES PARA TODOS OS - 4

- Ausência de hábitos parafuncionais graves.
- Abertura standard da boca (40 mm)
- Maxila edêntula com uma largura óssea mínima de 5 mm e uma altura óssea mínima de 10 mm na pré-maxila.
- Mandíbula desdentada com uma largura óssea mínima de 5 mm e uma altura óssea mínima de 8 mm na região interforame.
- Doentes imunocomprometidos.
- Pacientes que tenham recebido tratamento de radiação nos maxilares.
- Doentes sob terapêutica com bifosfonatos (Schere, 2014)
- Doentes com atividade parafuncional significativa.
- Pacientes com relações maxilares graves de classe II OU classe III.
- Pacientes com arcada oposta composta principalmente por dentição natural.

CONSIDERAÇÕES DE CARÁCTER GERAL

- Para alcançar a estabilidade primária do implante, um binário de inserção de 35 a 45 Ncm
- Comprimento mínimo do implante de 10 mm para o maxilar[26]
- Inclinar o implante a 45° no máximo para reduzir o cantilever
- Se a angulação for igual ou superior a 30°, é necessário colocar uma tala nos implantes inclinados
- Para implantes com inclinação posterior, planear o orifício de acesso ao parafuso distal para que fique localizado na superfície oclusal do primeiro molar, segundo pré-molar ou primeiro pré-molar
- Pode acomodar 10 a 12 dentes como uma prótese fixa com um máximo de 1 a 2 dentes em cantilever na prótese final. (Fig. 14).[13,20]
- Todos em 4 Se forem planeados casos de extração, limpar bem os locais e colocar implantes entre extracções.

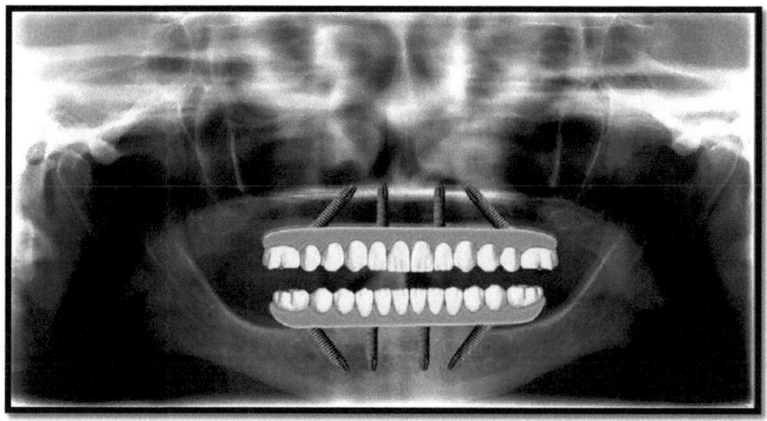

Fig. 14. Fundamentação clínica do conceito All-on-4. Quatro implantes de função imediata suportando uma ponte fixa com um mínimo de 10 dentes na prótese provisória (sem cantilevers) e um máximo de 2 dentes em cantilever na prótese definitiva.

VANTAGENS E DESVANTAGENS

Vantagens

- Os implantes posteriores angulados evitam as estruturas anatómicas
- Os implantes posteriores angulados permitem implantes mais longos ancorados em osso de melhor qualidade.
- Reduz o cantilever posterior
- Elimina os enxertos ósseos na maxila e mandíbula edêntulas na maioria dos casos.
- Elevadas taxas de sucesso.
- Implantes bem espaçados, boa biomecânica, mais fáceis de limpar, função e estética imediatas.
- A restauração final pode ser fixa ou amovível
- Redução dos custos devido ao menor número de implantes e ao facto de se evitar o enxerto na maioria dos casos.

Desvantagens

- A colocação cirúrgica arbitrária e à mão livre do implante nem sempre é possível, uma vez que a colocação do implante é completamente orientada para a prótese.
- O comprimento do cantilever na prótese não pode ser alargado para além do limite.
- Trata-se de uma técnica muito sensível e requer uma preparação pré-cirúrgica elaborada, como CAD/CAM, tala cirúrgica.

TRABALHO DO PACIENTE

O trabalho "All-on-4" consiste em avaliações clínicas, avaliações radiográficas e análises laboratoriais de modelos montados com duplicado(s) de prótese(s) transparente(s) para a deteção de defeitos de compósito. Esta(s) prótese(s) transparente(s) é(são) também utilizada(s) clinicamente para ajudar na futura seleção protética (Caixa 2). A dimensão vertical de oclusão (VDO) é um dos factores mais importantes a verificar (Fig. 15)[16] e pode ser confirmada com a prótese existente do doente ou com a dentição natural, se estiver planeada a edentulação de toda a boca. Uma prótese provisória pode ser fabricada pelo técnico de laboratório ou por tecnologia de desenho assistido por computador (CAD)/fabricação assistida por computador (CAM) com o VDO correto antes da carga imediata. Para os pacientes edêntulos que não têm um conjunto de próteses, recomenda-se um novo conjunto antes de iniciar a cirurgia "All-on-4" para a técnica de conversão protética imediata (discutida mais tarde na secção protética). O defeito do compósito é outro fator importante a avaliar. Representa a quantidade de perda de tecido duro e mole no alvéolo propriamente dito, incluindo os dentes (Fig. 16).[16] A linha do sorriso é também um exame clínico importante a determinar (Fig. 17).[16] Uma mistura de gengiva natural e artificial criará uma transição não estética, levando a um resultado desastroso (Fig. 18).[16] Pode ser necessária uma redução óssea pré-protética para remediar esta situação no caso de próteses híbridas fixas.

Para os pacientes que optam por não efetuar uma redução óssea, uma prótese fixa removível (Ponte de Marius) pode mascarar o rebordo do alvéolo. A ponte de Marius é discutida mais tarde na secção protética. O suporte labial adequado deve ser inspeccionado, bem como a determinação da futura posição do dente A-P maxilar. É necessário um rebordo alveolar plano que permita que as futuras conexões protéticas e de implantes surjam ao mesmo nível. A oclusão cêntrica adequada deve ser examinada para uma orientação correta do canino e da protrusão. [13,16]

AVALIAÇÃO CLÍNICA

Caixa 2 Avaliação clínica para "All-on-4"

1. VDO
2. Deteção de defeitos em compósitos (perda de tecidos duros e moles)
3. Linha do sorriso
4. Suporte labial e posição dos dentes A-P da maxila
5. Planalto da crista do alvéolo
6. Oclusão
7. Tecido queratinizado suficiente

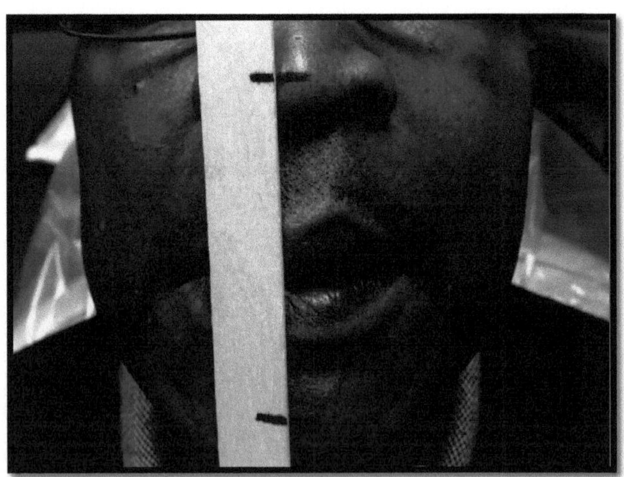

Fig. 15. Dimensão vertical do repouso (VDO).

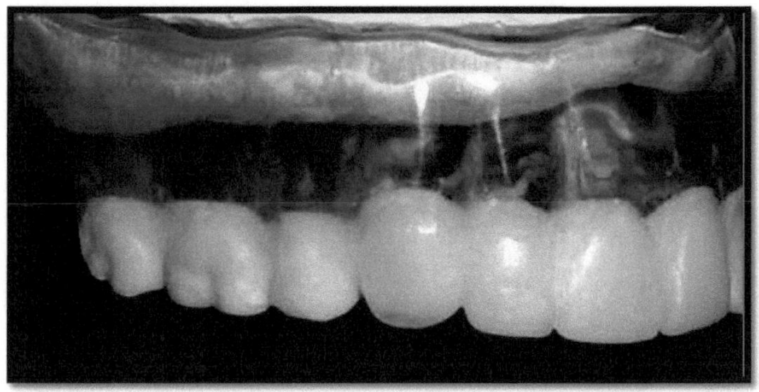

Fig. 16. Defeito de compósito: paciente sem dentes, tecido mole e massa de tecido duro.

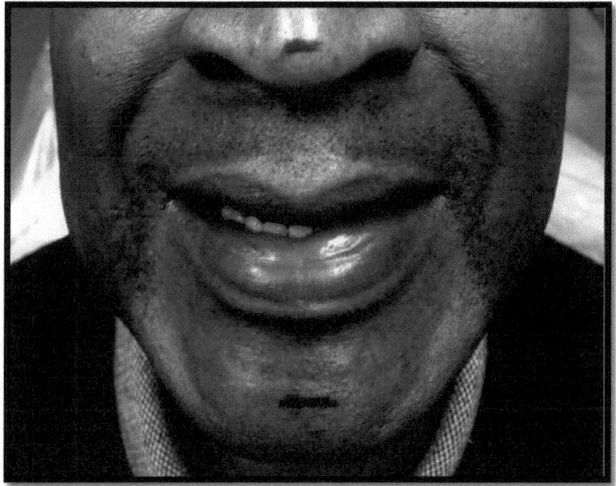

Fig. 17. Deteção da linha do sorriso. A linha de transição oculta (sem rebordo alveolar visível) permite um resultado estético com uma prótese de perfil.

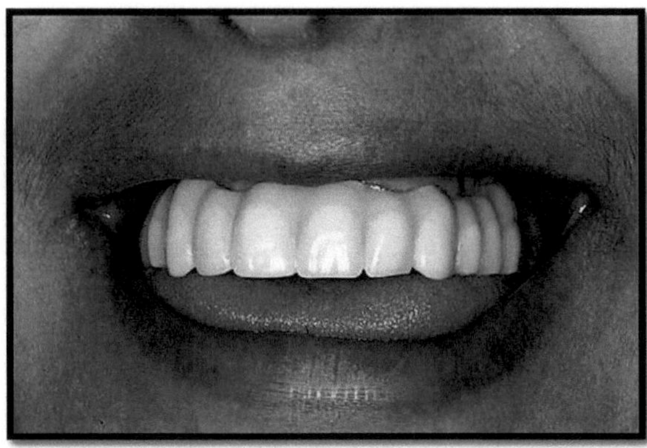

Fig. 18. Uma linha de transição visível durante a animação resulta numa exposição inestética da prótese e da crista edêntula.

Avaliação radiográfica

A radiografia panorâmica continua a ser amplamente utilizada pela maioria dos clínicos para o planeamento de implantes. Permite o levantamento de estruturas anatómicas pertinentes, tais como a parede anterior do seio maxilar, o pavimento nasal, o stock ósseo na pré-maxila e na mandíbula anterior, o nervo alveolar inferior, o forame mental e a sua ansa. O planeamento pré-operatório pode prever a quantidade de defeitos nos tecidos duros e moles, o número de dentes a substituir e a localização dos implantes. A película panorâmica só podia mostrar o comprimento e o espaçamento dos implantes previstos, limitando assim a sua utilidade (Fig. 19).

A tomografia computorizada de feixe cónico (CBCT) está disponível comercialmente desde o início dos anos 90 para permitir aos clínicos ver a maxila e a mandíbula numa vista tridimensional (altura, largura e volume). Também mostra a qualidade do osso expressa em[18] Unidades Hounsfield (HU). Um estudo realizado por Parel e Phillips sugeriu que uma qualidade óssea inferior a 100 unidades HU reflecte uma má qualidade óssea e resultará em taxas de insucesso elevadas. O planeamento virtual de implantes pode ser efectuado utilizando a "abordagem orientada para a prótese". A prótese, o pilar e os implantes podem ser concebidos para[19] assegurar a emergência adequada do implante na interface protética (Fig. 20).

Além disso, estes implantes podem ser vistos em várias vistas (ou seja, axial e sagital) para suporte ósseo. Nos casos de cirurgia guiada, esta informação pode ser transferida para o técnico de laboratório para o fabrico da guia cirúrgica. Este tópico é discutido em pormenor na secção de cirurgia guiada.

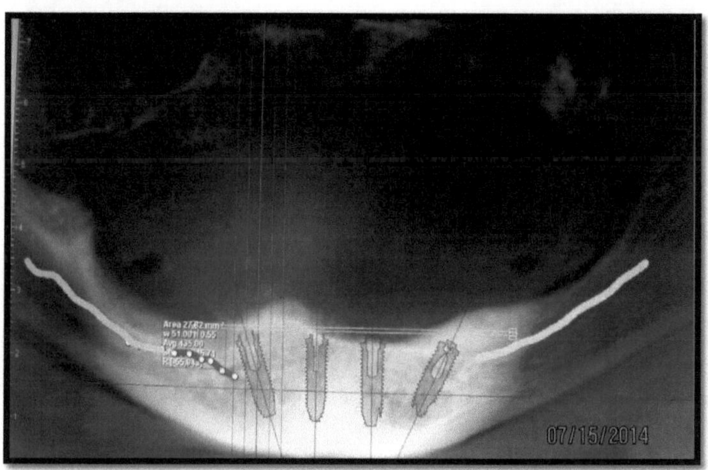

Fig. 19. Planeamento virtual de implantes na radiografia panorâmica 2D.

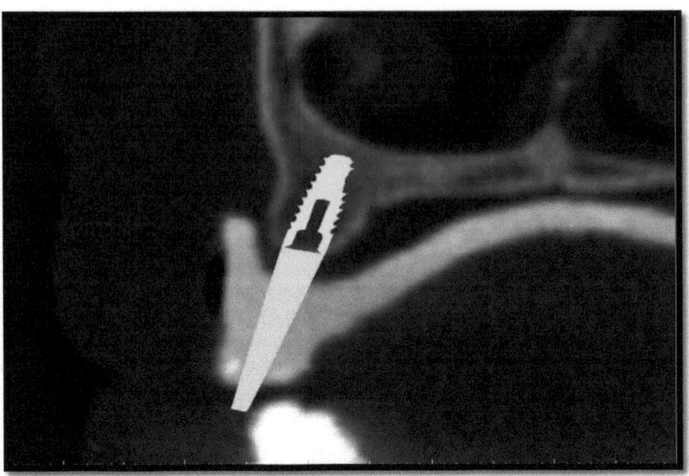

Fig. 20. A vista em corte transversal permite a inspeção do processo do alvéolo em relação à posição proposta para o dente.

Exame laboratorial

Depois de completar as avaliações acima, uma prótese encerada em VDO adequado deve ser montada num articulador. Para avaliar melhor o defeito do compósito, a prótese do doente deve ser duplicada num duplicador Lang com resina transparente (Fig. 21),[16] Esta prótese transparente deve ser re-expandida na boca do doente ou no molde e a extensão da perda de tecido duro e mole deve ser determinada (Fig. 22).[16] A quantidade de perda de tecido permitiria ao clínico de restauração selecionar o tipo de prótese a restaurar.

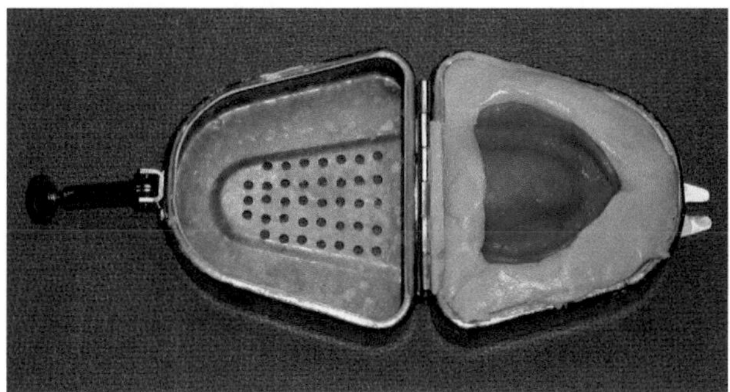

Fig. 21. Duplicador Lang para reproduzir uma dentadura existente.

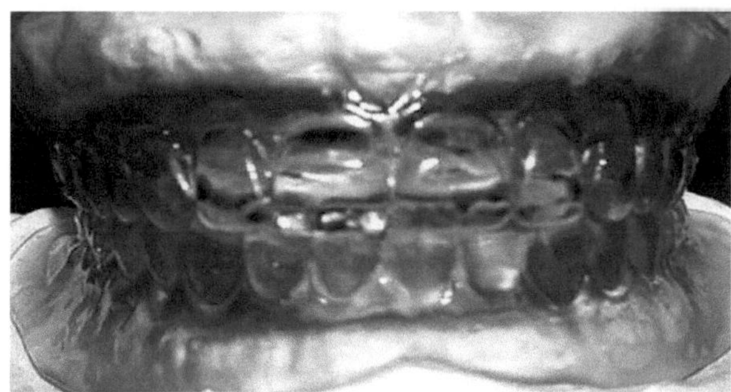

Fig. 22. Voltar a colocar o stent transparente no molde ou no paciente e observar o defeito moderado do compósito entre os dentes e a crista do alvéolo.

Se estiver presente um defeito apenas no dente, então está indicada a restauração ceramometal padrão. Existem 2 opções básicas que os clínicos podem oferecer aos pacientes quando são identificadas deficiências nos tecidos duros e moles. A prótese fixa híbrida (prótese de perfil) seria adequada quando a linha de transição não é visível durante a linha de sorriso alta, enquanto a prótese fixa removível (ponte Marius) seria boa para cristas visíveis durante a avaliação da linha de sorriso alta, porque o rebordo pode estender-se para o vestíbulo e mascarar a linha de transição. Mais pormenores são discutidos mais tarde na secção sobre próteses.

A opção de tratamento baseia-se no grau de reabsorção óssea nas arcadas edêntulas (Caixa 3).

Caixa 3 Opções de tratamento da reabsorção maxilar e mandibular "All-on-4

Opções de tratamento da reabsorção do maxilar

LEVE

1. "All-on-4"

1. "Prateleira tudo-em-4"

MODERADO GRAVE

1. Todos em 4 1. Zygoma

2. All-on-4: Prateleira 2. Zigoma quádruplo

3. Todos na prateleira 4

4. Técnica trans-sinusal

Opções de tratamento da reabsorção mandibular

LEVE SEVERO

1. "All-on-4" 1. All-on-4: "V-4"

2. Prateleira All-on-4"

MODERADO

1. "All-on-4" 2. Prateleira All-on-4

ABORDAGEM CIRÚRGICA: "ALL-ON-4"

O clínico pode oferecer o conceito de tratamento "All-on-4" para pacientes edêntulos com a oportunidade de receber uma prótese provisória no mesmo dia da cirurgia, se for obtido um torque suficiente após a colocação do implante, ou como uma colocação imediata do implante para um caso de extração planeada para carga imediata. Os locais de extração têm de ser completamente desbridados e o rebordo alveolar aplanado antes da instalação do implante.

O seguinte protocolo cirúrgico, descrito posteriormente, é para implantes cónicos de plataforma regular (RP): 4,3 mm 13 mm (ou seja, NobelReplace Tapered Groovy, Replace Select Tapered e Replace Select Tapered PMC, NobelReplace Conical Connection e NobelReplace Conical Connection PMC) para o maxilar e mandíbula 27,28 (Caixas 4-6). Consulte o protocolo de perfuração da Nobel Biocare para outros implantes dentro desta lista "All-on-4". A linha de implantes rectos da Nobel Biocare tem uma variedade de tamanhos de brocas que permitem ao clínico ser mais preciso ao realizar a osteotomia em diferentes densidades ósseas. O sub-dimensionamento da osteotomia ajudará a estabilidade do implante quando for encontrado osso mole

Caixa 4. Armamentário para a cirurgia "All-on-4

1. planeamento pré-operatório de implantes em radiografias

2. Motor de implante e peça de mão

3. Kit cirúrgico Nobel Biocare com guia "All-on-4

4. Implantes Nobel Biocare

5. Kit protético Nobel com componentes relacionados

6. Materiais de impressão

7. Prótese provisória

Caixa 5. Implantes Nobel Biocare para "All-on-4"

Ligação cónica interna

1. NobelActive (excluindo 3.0) = Reta

2. NobelReplace Ligação Cónica = Cónica

3. Nobel Substituir Ligação Cónica PMC = Cónica

Ligação interna tricanal

1. NobelReplace Straight =Straight

2. Substituir Selecionar Reta = Reta

3. NobleSpeedy Substituir = Reto

4. Substituir Selecionar TC =Reto

5. NobelReplace Tapered Groovy Tapered

6. Substituir Selecionar Cónico =Cónico

7. Deslocação da plataforma NobelReplace =Tapered

8. Substituir Selecionar Cónico PMC = Cónico

ABORDAGEM MAXILAR "ALL-ON-4"

É efectuada uma incisão de primeiro molar a primeiro molar com incisões bilaterais de libertação bucal distalmente. É efectuada uma reflexão do retalho mucoperiosteal de espessura total. De seguida, pega-se numa broca redonda e localiza-se e perfura-se a parede anterior do seio maxilar no aspeto mais anterior (Fig. 28). A localização exacta da parede anterior é importante porque permite que os implantes posteriores sejam colocados distalmente, maximizando o comprimento do implante nesta região cortical altamente densa. Delinear a parede anterior do seio maxilar com um marcador cirúrgico.

De seguida, uma Guia All-on-4 (Nobel Biocare AB, Gotemburgo, Suécia) é colocada na linha média após a realização de uma osteotomia com uma broca helicoidal de 2 mm até uma profundidade de 10 mm (Fig. 29). Se possível, o contorno da guia deve ser colocado de forma a seguir a arcada oposta; isto permite que os implantes sejam direcionados contra a arcada oposta para uma inclinação adequada. Começando com os locais de implante posteriores, a broca deve ser angulada distalmente com 30° a 45° em relação à guia (Fig. 30).

Iniciar a osteotomia com uma broca de precisão (broca inicial) a pelo menos 4,5 a 5 mm da parede anterior do seio maxilar previamente delineada e repetir o mesmo para o lado contralateral. Utilizando a mesma broca de precisão para os locais anteriores, colocar a osteotomia na posição central ou lateral com uma inclinação de 0°. Efetuar uma radiografia intra-operatória para verificar a profundidade e a angulação destas 4 brocas. Em seguida, aumentar sequencialmente para uma broca helicoidal de 2,0 mm, depois para uma broca cónica Narrow Platform (NP) x broca de 13 mm e, por fim, para uma broca cónica RP x broca de 13 mm.

Ao inserir estes implantes, não exceda mais de 45 Ncm, pois pode ocorrer necrose óssea e fratura do implante, pelo que se recomenda a realização de uma punção óssea quando se encontra resistência durante a inserção do implante (Fig. 31). Uma medida de 4,3 mm é o diâmetro mais pequeno recomendado para os locais posteriores e 3,5 mm para os locais anteriores. Para o desenho do tricanal interno, certifique-se de que um dos lóbulos do implante posterior está virado para distal ou vestibular, enquanto o lado plano da conexão cónica interna deve estar paralelo à superfície vestibular (Fig.

32).[55]

A chave de implante cónico interno tem linhas demarcadas ou um ponto com código de cores para representar a superfície plana do hexágono interno. Esta demarcação ajudará o clínico a afinar a colocação do implante. O protocolo de carga imediata requer a estabilização do implante com 35 a 45 Ncm.

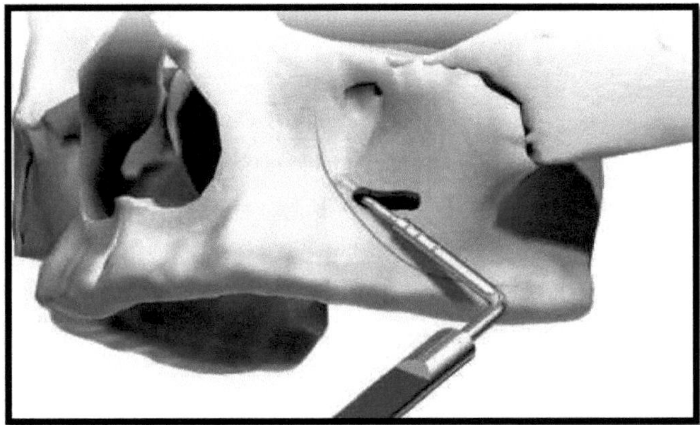

Fig.28. É criada uma pequena abertura para permitir que o médico sinta o aspeto mais anterior da parede anterior do seio maxilar

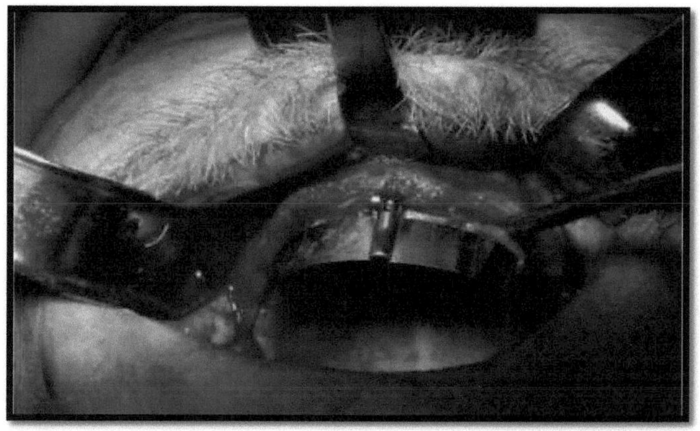

Fig.29. A guia All-on-4 é colocada na linha média

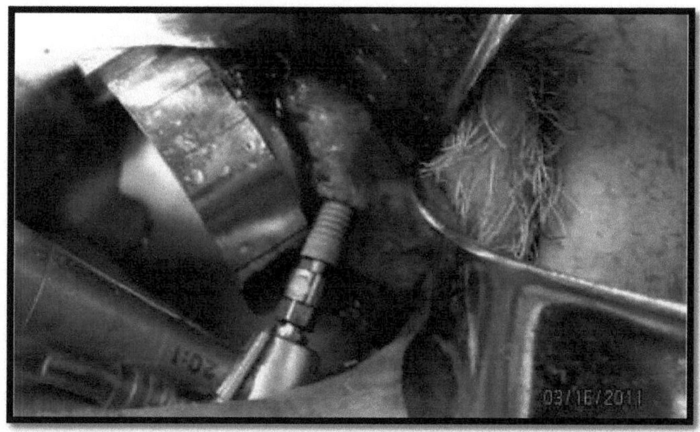

Fig.30. A broca de iniciação está 30-45° em relação à guia. Observar o orifício na parede anterior do seio maxilar.

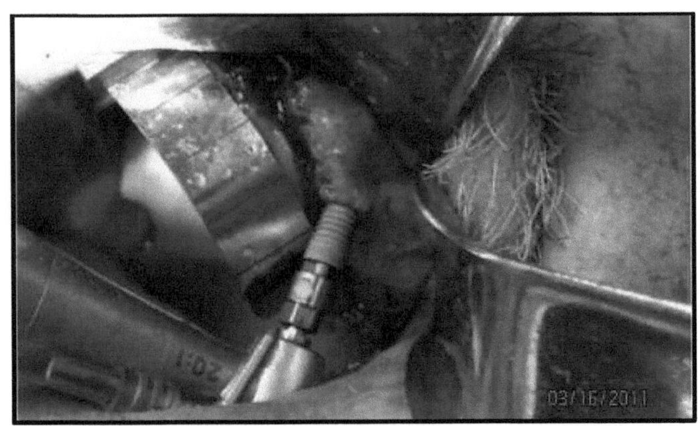

Fig.31. Inserção de implantes posteriores a 45 graus

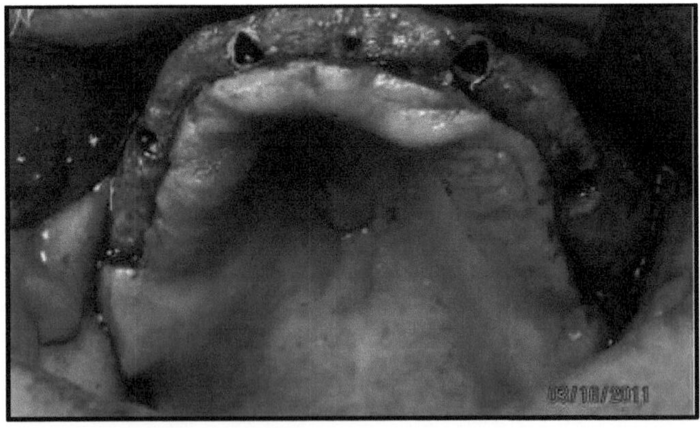

Fig. 32. Colocação de 4 implantes maxilares. Note que o lóbulo da porção triangular do implante deve estar virado para a face vestibular.

ABORDAGEM MANDIBULAR

É efectuada uma incisão de libertação oblíqua bilateral nas posições do segundo molar; esta é depois ligada à incisão da crista. É criada uma reflexão mucoperiosteal de espessura total com atenção para localizar e evitar danificar o nervo mental (Fig. 33). O médico deve conhecer a localização exacta do nervo mental e antecipar o percurso da ansa em cerca de 5 mm antes do forame.[57] Mais uma vez, começando pelo local posterior do implante, incline a broca de precisão para distal num ângulo de 30° a 45° em relação à guia e perfure até à profundidade planeada (Fig. 34).

A broca de precisão também é utilizada no local do implante anterior e é normalmente colocada ao longo das linhas verticais sólidas a 0° junto à linha média (Fig. 35). Mais uma vez, verificar a angulação destas brocas de precisão com uma radiografia intra-operatória (Fig. 36). Ampliar a osteotomia e ajustar a angulação para o tamanho de implante pretendido. É necessário bater na osteotomia se for encontrado osso denso antes da colocação do implante (Fig. 37, 38). É imperativo manter a broca centrada na medula óssea e ter atenção para não perfurar os córtices lingual ou vestibular durante as osteotomias.

Babbush e colegas[58] em 2013 relataram uma taxa de sucesso cumulativa de 98,7% após 3 anos de utilização de implantes NP Nobel Active com um mínimo de 10 mm de comprimento para maxilares e mandíbulas gravemente atróficos. Esta taxa de sucesso é semelhante aos casos "All-on-4" bem estudados por vários autores. Babbush atribuiu o sucesso dos implantes Nobel Active ao design agressivo da rosca para ajudar a ligação ao osso mole; além disso, o colar cónico ajuda a manter a altura do osso alveolar e a estabilidade do tecido mole peri-implantar.

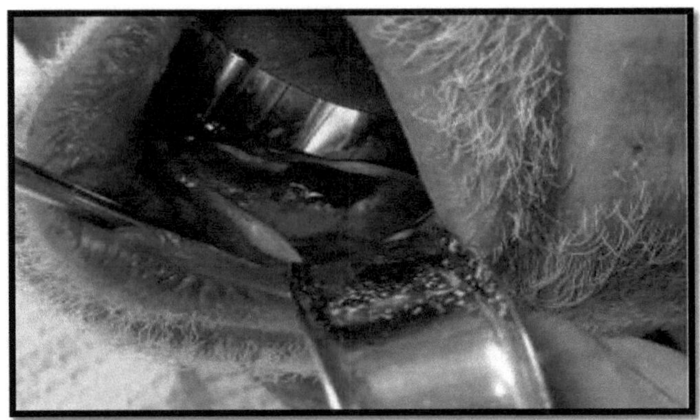

Fig. 33: Nervo mental isolado

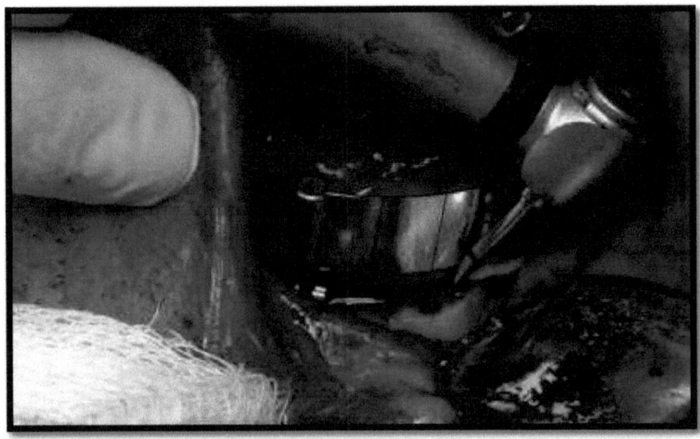

Fig. 34: A broca está posicionada a 30 a 45 graus em relação à guia para a osteotomia posterior

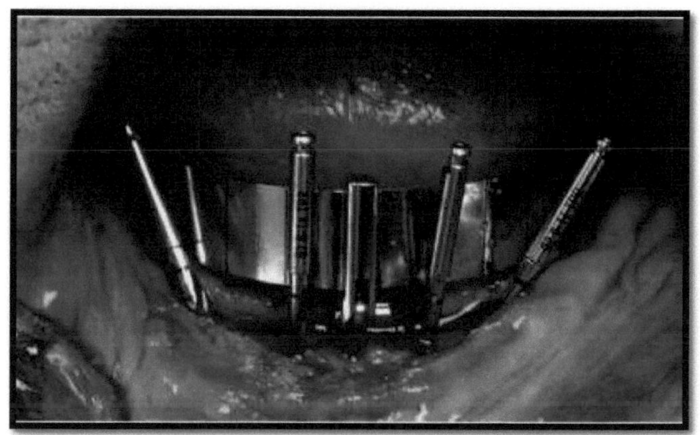

Fig. 35: Colocação de 4 brocas helicoidais

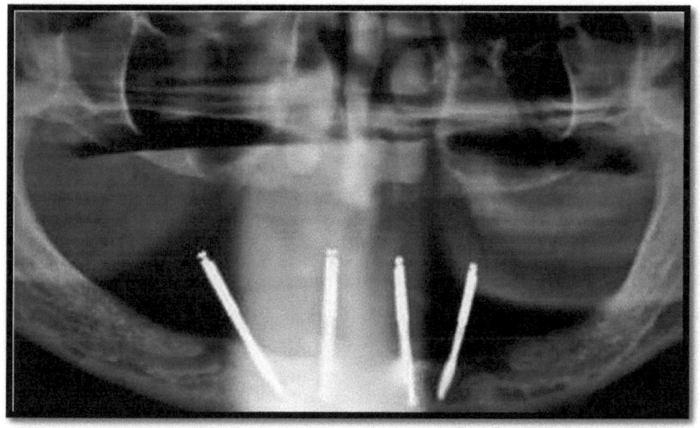

Fig. 36: Radiografia panorâmica intra-operatória da broca de 4 torções

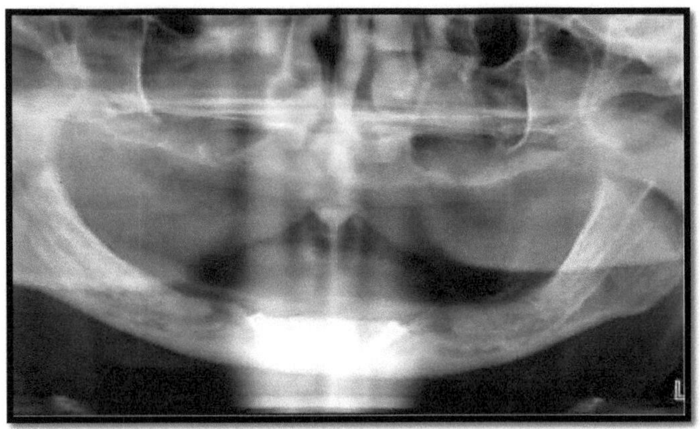

Fig. 37: Radiografia panorâmica pós-operatória de quatro implantes mandibulares

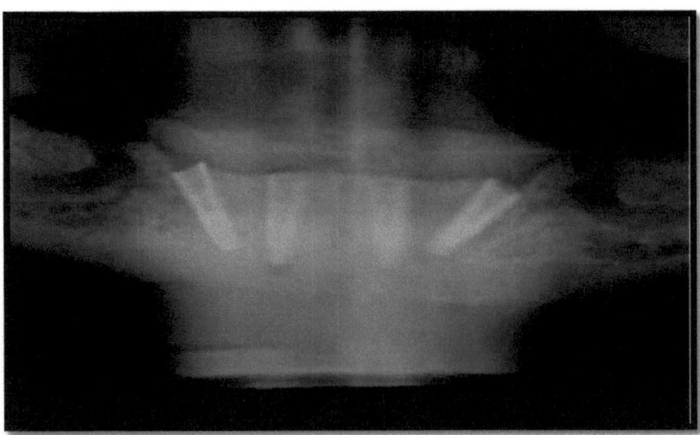

Fig. 38: Grandes planos da radiografia panorâmica pós-operatória de 4 implantes mandibulares na configuração "All on four

MOLDAGEM E PROCEDIMENTO PROTÉTICO PARA TUDO SOBRE -4

PROCEDIMENTO DE IMPRESSÃO: "ALL-ON-4"

Técnica de moldagem para fabrico de próteses provisórias no dia da cirurgia (2-3 horas após a cirurgia)

2. Confirmar o binário do implante para mais de 35 ncm.
3. Colocar os pilares multiunit nos implantes como descrito anteriormente.
4. Suturar os retalhos fechados.
5. Coloque a moldeira fechada das coifas de impressão nos pilares multiunit.
6. Causar uma boa impressão e enviar para o laboratório.
7. Coloque tampas protectoras de cicatrização nos pilares enquanto o provisório está a ser feito.
8. A prótese provisória é apertada com um torque de 15 ncm.
9. Vedar o orifício de acesso.
10. Oclusão bilateral em função de grupo com um dente em cantilever máximo.
11. Recomenda-se uma dieta suave.

PROCEDIMENTO PROTÉTICO: "ALL-ON-4"

Conversão da prótese provisória com a prótese mandibular existente para carga imediata :-

- Confirmar o binário de aperto do implante para mais de 35 Ncm (Fig. 39).
- Registo de mordidas.
- Colocar pilares multiunit de 30° ou 17° nos locais posteriores e colocar pilares multiunit de 0° ou 17° nos locais anteriores, de modo a emergirem em direção à superfície oclusal da prótese (Fig. 40).
- Confirme o assentamento com uma radiografia e, em seguida, aperte os pilares posteriores com 15 Ncm e 30 Ncm para os pilares anteriores.
- Coloque uma capa protetora de cicatrização nestes pilares e suture o local da cirurgia com suturas reabsorvíveis (ou seja, 3-0 ou 4-0 de fio crómico) (Fig. 40)
- Indexar a prótese com material de impressão (isto é, polivinilsiloxano [PVS]) (Fig. 41).
- Criar espaço adequado com uma broca acrílica na prótese, onde as marcas de índice estão presentes (Fig. 42).
- Remova a tampa protetora de cicatrização e coloque a coifa provisória (multiunit) nos pilares multiunit.
- É necessário um espaço adequado para a coifa temporária (multiunidades) e a prótese (Fig. 43).
- Verificar novamente se a oclusão está coincidente antes de cimentar com acrílico.
- Lute a coifa temporária (multiunit) com material acrílico (Fig. 44).
- Ligar a superfície de suporte de tecido da prótese à coifa provisória (multiunit) com acrílico (Fig. 45).
- Reduzir o excesso de coifa provisória (multiunidades) até ao nível da prótese (Fig. 46).
- A prótese provisória é inserida com parafusos de prótese a 15 Ncm.
- Selar o orifício de acesso com material (ou seja, fita vedante de rosca e cavit ou PVS).

- Oclusão de função de grupo bilateral com cantilever máximo de um dente (Fig. 47).
- Dieta suave recomendada

Em alternativa, se não estiver disponível um provisório após a conclusão do procedimento cirúrgico, os retalhos mucoperiósteos são suturados e os pilares multiunit são colocados e torcidos de acordo com as mesmas especificações (Caixa 8). Em seguida, coloque as coifas de impressão da moldeira fechada nos pilares multiunit e efectue uma impressão utilizando poliéter ou material PVS (Fig. 48 e 49). Tanto as técnicas de moldeira aberta como de moldeira fechada são aceitáveis, sendo a técnica de moldeira fechada aqui demonstrada. A impressão é removida, inspeccionada e enviada para o laboratório dentário para o modelo de tecido mole e fabrico da prótese provisória. As capas protectoras de cicatrização são colocadas sobre os pilares multiunidades enquanto a prótese provisória está a ser fabricada. É colocada uma prótese acrílica provisória de arcada completa e fixada com parafusos protésicos com um torque de 15 Ncm; esta é c concluída dentro de 2 a 3 horas após a cirurgia (Fig. 50).

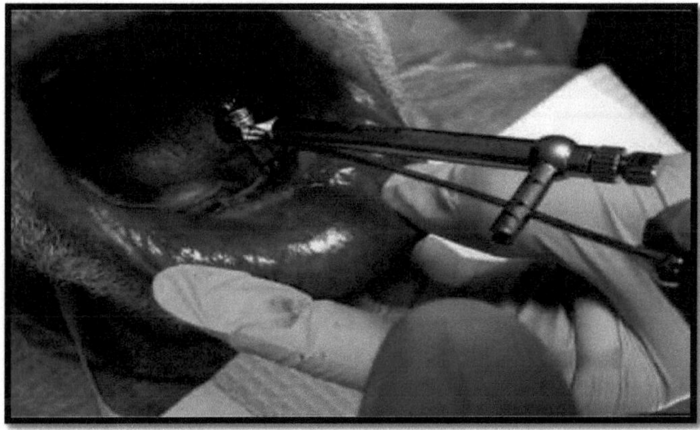

Fig. 39: Confirmar o binário de aperto do implante para 35 Ncm

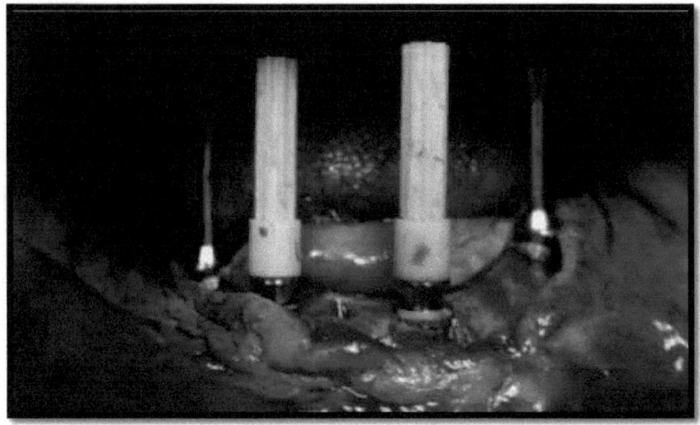

Fig. 40: Colocação de pilares multiunit em implantes posteriores e anteriores. Note-se a emergência do pilar em direção à superfície oclusal.

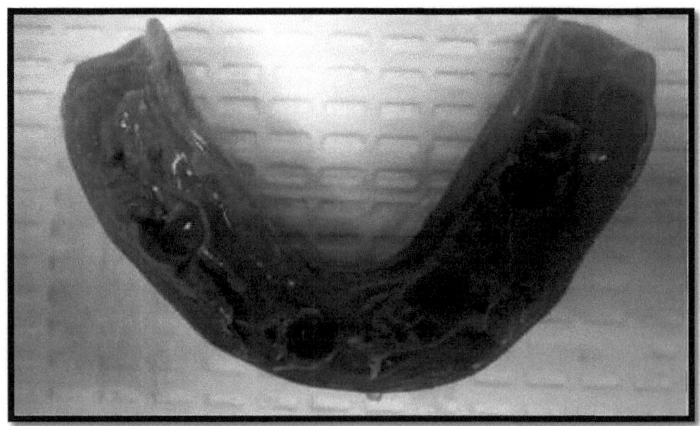

Fig. 41: Indexar a prótese com PVS para localizar os pilares multiunit.

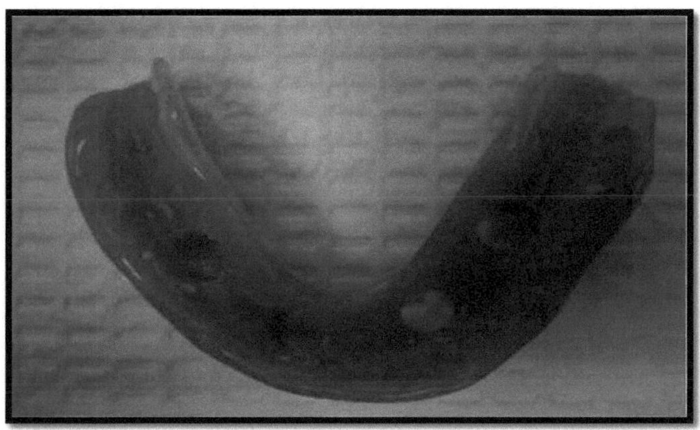

Fig. 42: Vista da superfície do tecido. Criar um espaço adequado com uma broca acrílica na prótese onde as marcas de índice estão presentes.

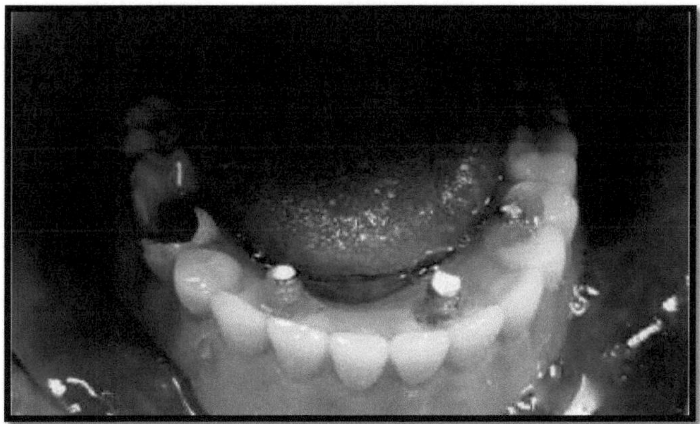

Fig. 43: É necessário um espaço suficiente à volta da cobertura provisória (multiunidades)

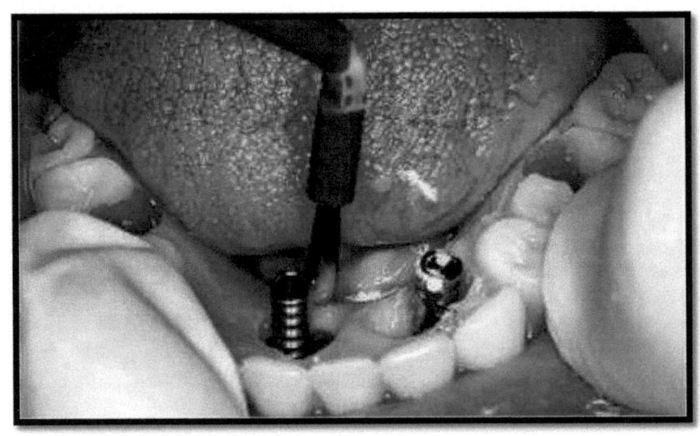

Fig. 44: Lute o remate temporário com material acrílico.

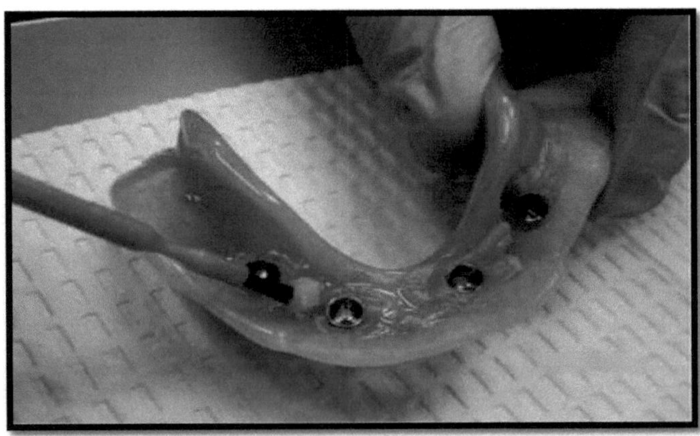

Fig. 45: Unir a superfície de suporte de tecido da prótese à coifa provisória

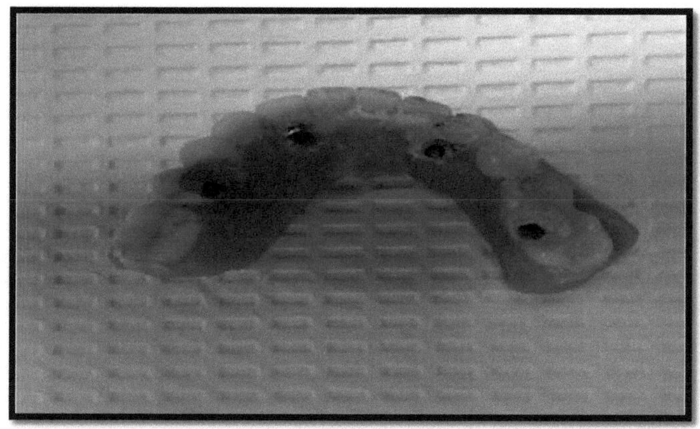

Fig. 46: Reduzir o excesso de coping temporário (multiunit) até ao nível da prótese.

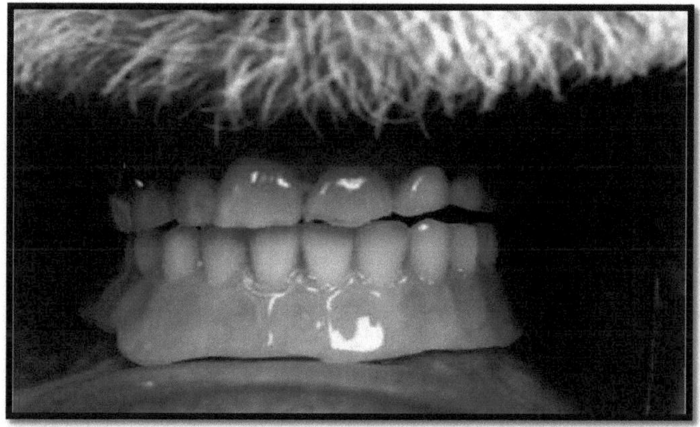

Fig. 47: Função de grupo bilateral com um dente em cantilever máximo.

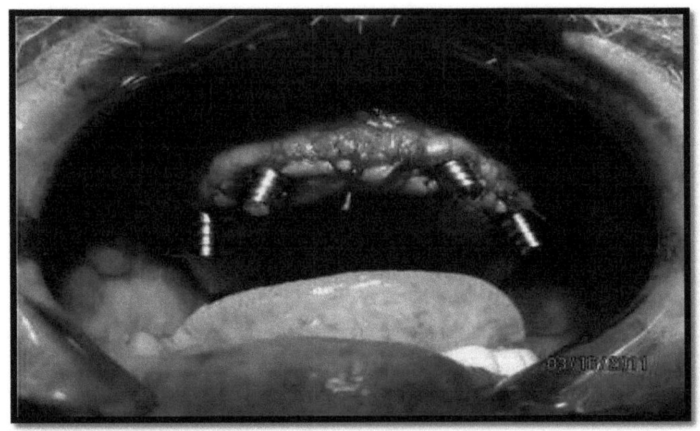

Fig. 48: Colocar a moldeira fechada das coifas de impressão nos pilares multiunidades.

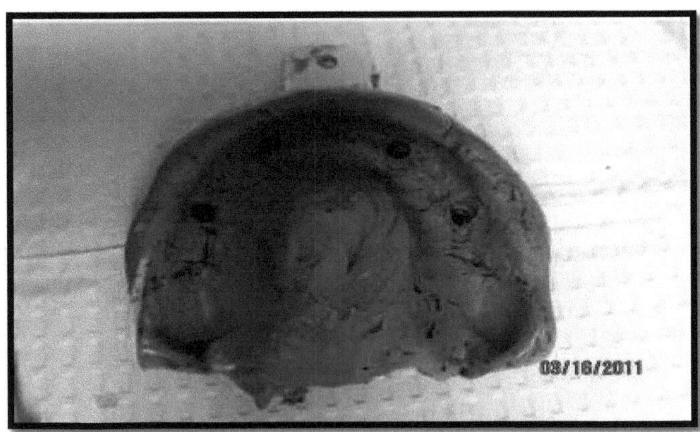

Fig. 49: Fazer uma impressão e enviar para o laboratório

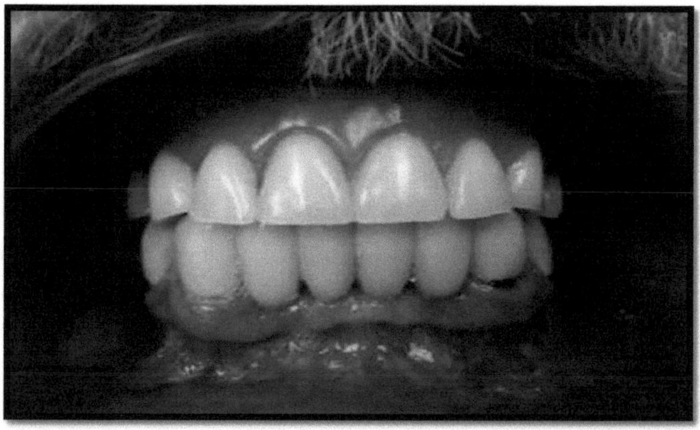

Fig. 50: Oclusão bilateral em função de grupo com um dente em cantilever máximo

OPÇÕES PROTÉTICAS FINAIS: "ALL-ON-4" (4 A 6 MESES APÓS A COLOCAÇÃO DO IMPLANTE INICIAL)

Mais uma vez, se não existir um defeito de compósito e for identificada uma perda apenas no dente, então está indicada uma restauração de ceramo-metal (Fig. 51). O clínico pode oferecer 2 opções protéticas fundamentais aos seus pacientes com base no grau de defeito do compósito e na visibilidade do rebordo alveolar durante a avaliação do sorriso alto. A prótese fixa híbrida (prótese de perfil) é adequada para um rebordo alveolar não visível (Fig. 52), embora se justifique uma prótese fixa removível (ponte Marius) quando o rebordo é visível (Caixa 10, Fig. 53). A Nobel Biocare tem 3 linhas de NobelProcera Implant Bridges com estrutura de titânio e zircónia disponíveis como opção híbrida fixa.

A opção Básica é uma ponte de implante de titânio com dentes de acrílico e gengiva de acrílico. A opção Média é uma ponte de implante de titânio revestida com dentes de compósito, porcelana ou coroas E-Max. Por último, a opção Premium é uma ponte com coroas individualizadas de alumina ou zircónia da NobelProcera, cada uma cimentada à estrutura da NobelProcera. O canino e a orientação anterior são incorporados nesta oclusão final e a superfície protética-mucosa exerce uma ligeira pressão sobre o tecido mole. A restauração fixa e removível é uma prótese acrílica que pode acomodar os seguintes tipos de barras: Dolder, Hader, Redonda, Paris e ou Barra fresada de forma livre para a prótese final como opção de sobredentadura. Existem muitos encaixes diferentes que os clínicos podem escolher com base no nível de conforto (ou seja, localizadores, bolas, clipes). A função de grupo bilateral é incorporada na oclusão final e a prótese final deve ter pelo menos 12 dentes para uma estética e função adequadas.

O fabrico da prótese definitiva pode começar após 4 a 6 meses de cicatrização .[16] A prótese provisória é removida e a estabilidade do implante e o torque do pilar têm de ser reconfirmados para serem equivalentes às especificações de função imediata. Recoloque a prótese provisória na boca do paciente e faça um registo da mordida. Depois disso, remova a prótese provisória e coloque análogos laboratoriais de várias unidades na prótese e monte-a contra um contra-modelo num articulador (Fig. 54 e 55). É efectuado um índice de massa na prótese que fornece informações ao técnico de laboratório sobre o comprimento da futura estrutura do padrão de resina (Fig. 56).

Este padrão de resina é fabricado no laboratório em várias secções que são transferidas para a boca do paciente e cimentadas com mais resina autopolimerizável para garantir um ajuste preciso (Fig. 57 e 59). O padrão completo é transferido novamente para o molde e é fabricada uma estrutura com tecnologia CAD/CAM e devolvida à boca do paciente para prova (Fig. 60 e 61). Um ajuste passivo é fundamental para assegurar a exatidão e não traduzir uma tensão indevida sobre os implantes. O índice de tecidos moles é efectuado e enviado de volta para o laboratório para uma configuração (Fig. 62). Esta relação entre os tecidos moles e a superfície de suporte dos tecidos da futura prótese é determinada para que possa ser fabricada uma adaptação íntima a partir deste índice. A prova em cera é efectuada com a estrutura e a prótese final é colocada na boca do paciente (Fig. 63)

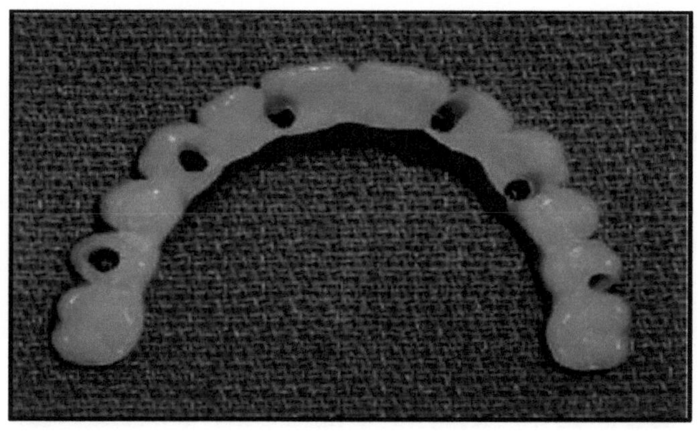

Fig. 51: Restauração de cerâmica-metal

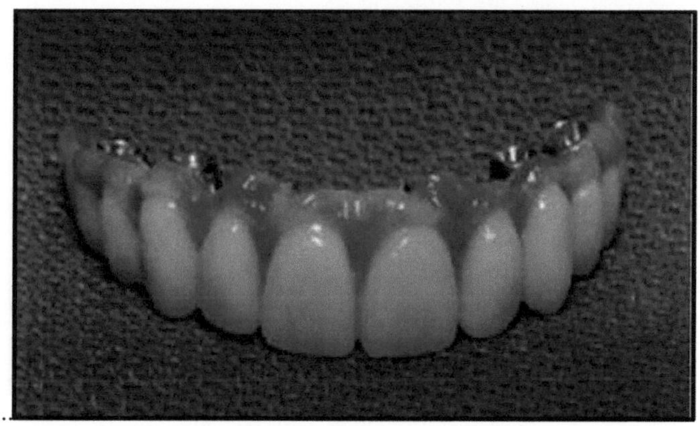

Fig. 52: Restauração híbrida fixa.

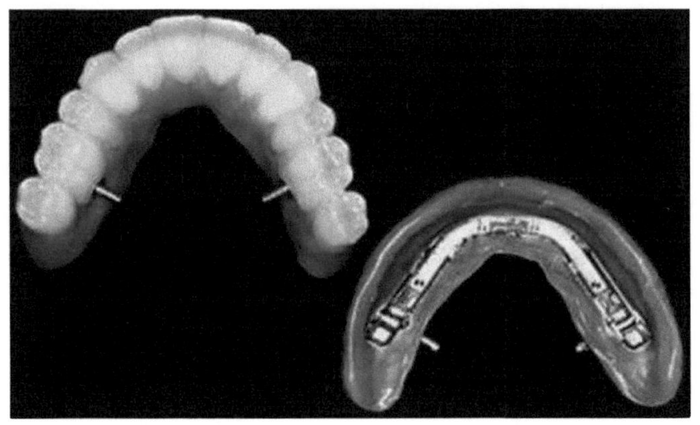

Fig. 53: Restauração fixa e amovível (Ponte Marius).

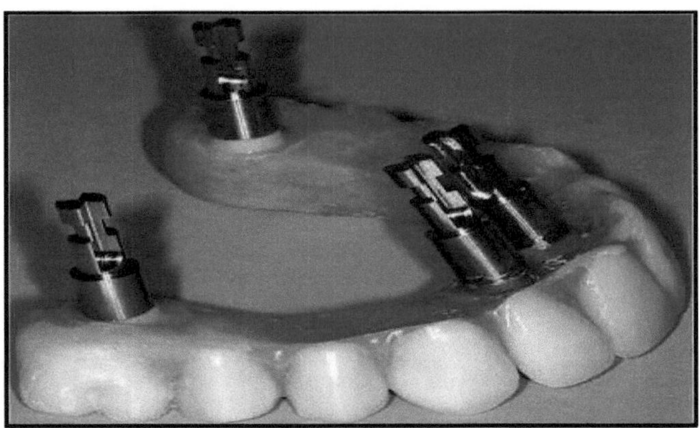

Fig. 54: Remova o provisório e coloque o análogo de laboratório multiunidades na prótese.

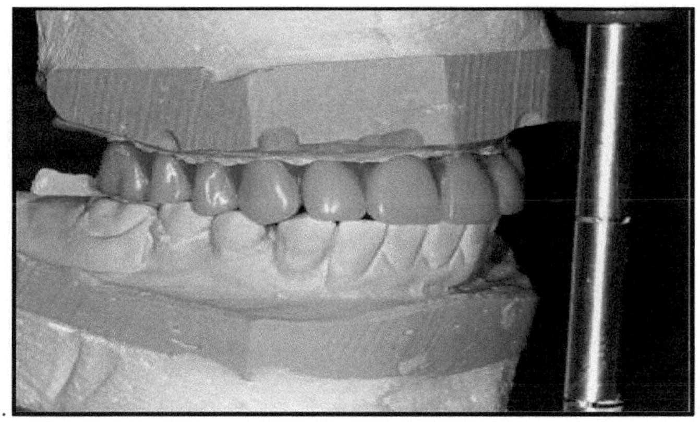

Fig. 55: Montar a prótese com o análogo multiunit contra um contra-modelo.

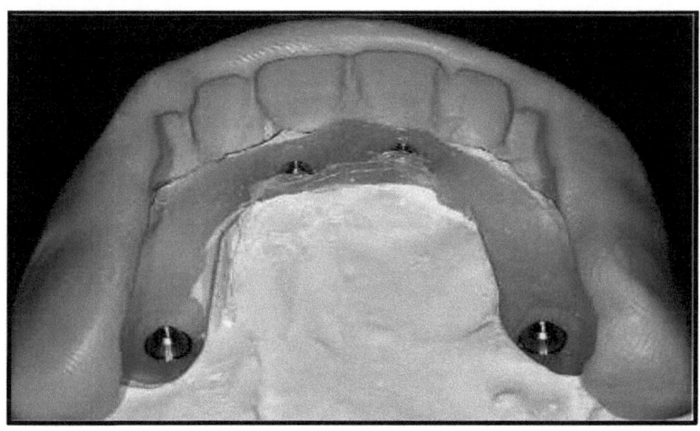

Fig. 56: Indexar a prótese com massa de vidraceiro

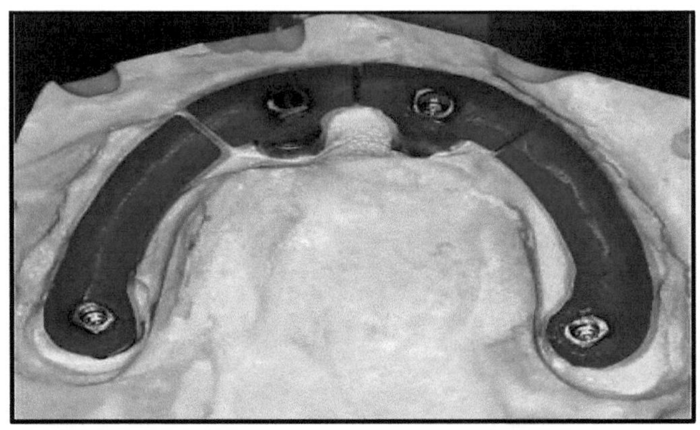

Fig. 57: O padrão de resina é fabricado

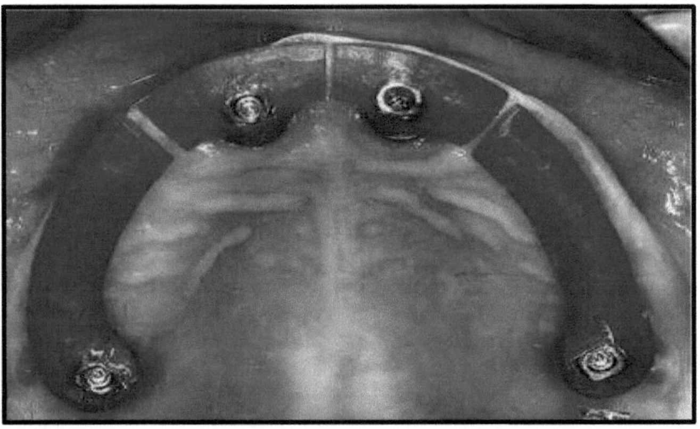

Fig. 58: Transferir o padrão de resina para a boca do paciente e unir as secções com resina

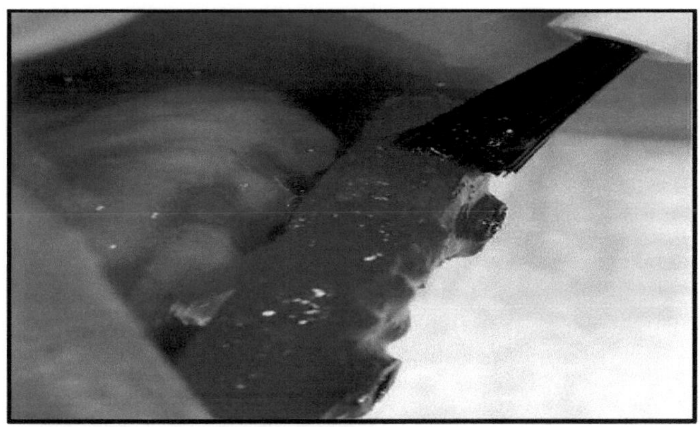

Fig. 59: Transferir o padrão de resina para a boca do paciente e unir as secções com resina.

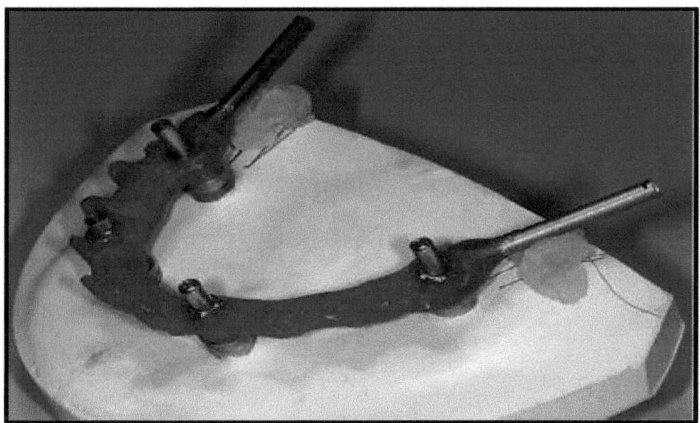

Fig. 61: Este padrão de resina é digitalizado e a estrutura é feita através da tecnologia CAD/CAM.

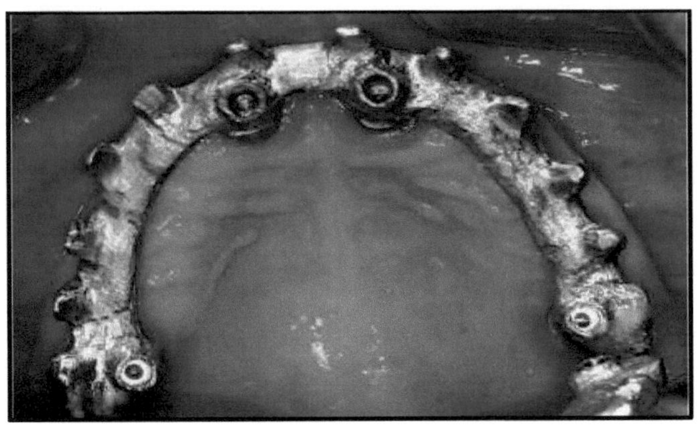

Fig. 61: Estrutura de prova (ajuste passivo) na boca do paciente.

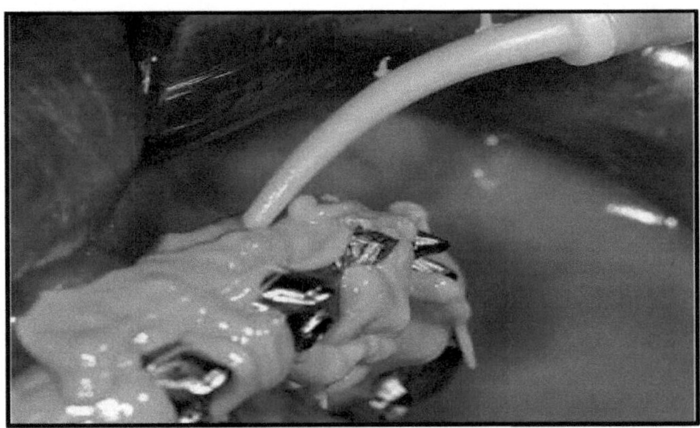

Fig. 62: Índice de tecido mole da estrutura e da superfície do entalhe.

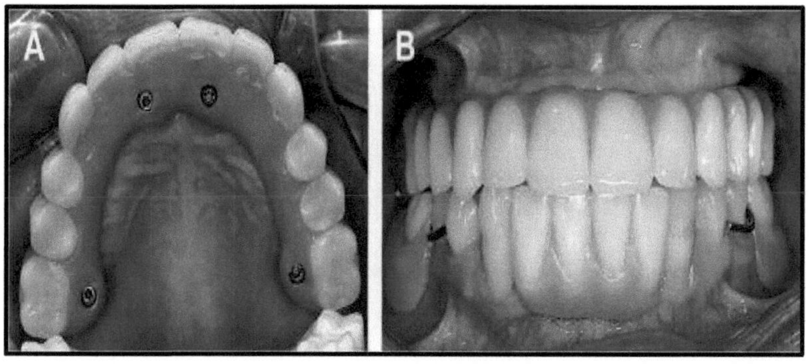

Fig. 63: A) Entrega final da prótese

B) Planeamento do tratamento com implantes

A cirurgia guiada permite ao médico colocar implantes com um elevado grau de precisão e confiança.[59-63] A flexibilidade da cirurgia guiada permite ao médico escolher entre um retalho aberto, um mini retalho ou uma abordagem sem retalho. A cirurgia sem retalho está indicada para pacientes com tecido gengival queratinizado suficiente, boa abertura interarcos (cerca de 40 mm) e arcadas edêntulas que não necessitem de cirurgia pré-protética. Uma vantagem da abordagem sem falhas é que requer menos tempo cirúrgico sem sutura. Além disso, esta é uma excelente abordagem para o clínico principiante experimentar a técnica de cirurgia guiada "All-on-4". Em alternativa, o retalho ou mini-retalho permite ao clínico efetuar simultaneamente enxertos ósseos com implantes submersos ou com tecido queratinizado mínimo no pré-operatório.

O trabalho para a cirurgia guiada começa com um exame oral, com especial atenção para a seguinte lista de controlo pré-operatório (Caixa 7): (1) locais de extração totalmente cicatrizados, (2) abertura mandibular mínima de 40 mm, (3) avaliação da linha do sorriso, e (4) avaliação da quantidade e qualidade dos tecidos moles. Deve ser obtido um modelo de diagnóstico para verificar a relação correta entre os dentes VDO e A-P. Depois de confirmar clinicamente a configuração, pode ser fabricada uma guia radiográfica com, pelo menos, 6 a 8 pontos de referência esféricos, utilizando uma prótese existente ou um novo enceramento em acrílico transparente. É criado um índice cirúrgico utilizando massa de laboratório com a guia radiográfica assente num modelo montado de um articulador semi-ajustável. Este índice cirúrgico irá assegurar o assentamento correto da guia radiográfica durante a digitalização e, posteriormente, o alinhamento correto antes da guia cirúrgica. O software Nobel Clinican (Nobel Biocare AB) requer uma técnica de digitalização dupla para o fabrico da guia cirúrgica Nobel Guide. A primeira tomografia computorizada é efectuada com a guia radiográfica juntamente com o índice cirúrgico na boca do paciente. A segunda é digitalizada por si só. Estes pontos de referência devem coincidir um com o outro para assegurar um elevado grau de precisão da guia radiográfica.

O software Nobel Clinician (Nobel Biocare AB) tem a capacidade de executar um caso de implante protético completo através de planeamento virtual, incluindo planeamento virtual pré-operatório de implantes, pilares, próteses imediatas e finais, juntamente com o Nobel Guide. Modelo cirúrgico (Nobel Guide, Nobel Biocare AB). Esta vista sagital demonstra a localização proposta para o implante anterior na posição do canino maxilar com a prótese "ligada" (Fig. 64). O modo de prótese pode ser "desligado", visualizando apenas o posicionamento do implante.[16] Após completar o planeamento virtual, estes implantes e pinos de ancoragem podem ser visualizados para determinar se existe colisão; isto é melhor visto com a janela óssea "desligada" (Fig. 65). As informações são transferidas para o laboratório da Nobel Biocare em Mahwah, Nova Jérsia, para o fabrico da guia cirúrgica. Posteriormente, com a guia cirúrgica disponível, o técnico de laboratório pode então fabricar próteses provisórias para carga imediata e o gabarito. O objetivo do gabarito é assentar corretamente os pilares multiunit nonengaging de 30° do molde para o paciente.

CAIXA 7

AVALIAÇÃO CLÍNICA E INVESTIGAÇÃO PARA CIRURGIA GUIADA

1. (Visita 1) Exame clínico (1. locais de extração totalmente cicatrizados, 2. MIO > 40 mm, 3. avaliação da linha do sorriso, 4. avaliação da qualidade e quantidade de tecido mole).
2. (Visita 1) Impressão de diagnóstico
3. (Visita 2) Modelos de diagnóstico (verificar o VDO e a configuração dos dentes)
4. (Procedimento laboratorial) = Criar uma guia radiográfica com 6-8 pontos esféricos
5. Criar um índice cirúrgico com guia ou guias radiográficas contra um contra-modelo montado num articulador
6. (Visita 3) Técnica de exame duplo (doente com guia cirúrgica com índice cirúrgico e guia cirúrgica isolada)
7. Efetuar o planeamento virtual (abordagem protética) utilizando software 16.
8. O técnico de laboratório fabrica (guia cirúrgico, prótese provisória e Jig)

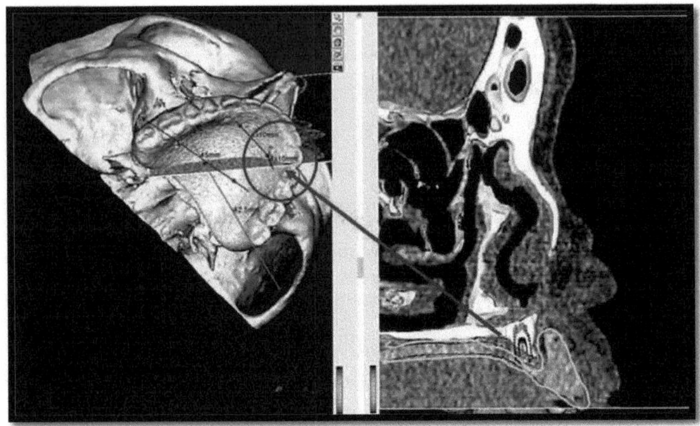

Fig. 64: Efetuar o planeamento virtual (abordagem orientada para a prótese) utilizando software. Vista sagital do canino maxilar com a prótese "ligada".

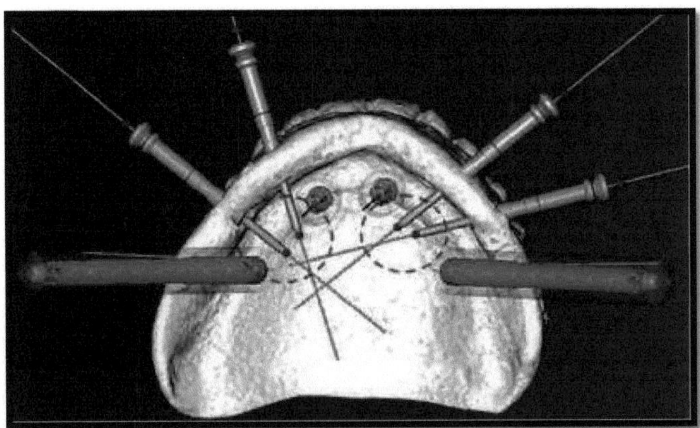

Fig. 65: Efetuar o planeamento virtual (abordagem orientada para a prótese) utilizando software. Janela óssea "desactivada" para visualizar os implantes e os pinos de ancoragem quanto a possíveis colisões

TÉCNICA "FLAPLESS SURGICAL" PARA CIRURGIA GUIADA "ALL-ON-4": NOBELGUIDE

A guia cirúrgica Nobel Guide é sensível à luz e à humidade, sendo possível a deformação da guia com mais de 30 minutos de exposição. Desinfecte a guia com desinfectantes aprovados (ou seja, Betadine, Cidex, OPA, Actril, clorexadina, álcool ou agentes semelhantes). A guia cirúrgica Nobel Guide é inserida na boca do paciente (Caixa 8). É necessário o mesmo índice cirúrgico para assegurar o assentamento correto da guia cirúrgica. A colocação de um número adequado de pinos de ancoragem na guia cirúrgica irá proporcionar uma retenção estável durante o procedimento.

O protocolo cirúrgico guiado descrito posteriormente é para implantes rectos RP 4,0 x 13 mm em densidade óssea média (ou seja, Nobel Replace Straight, Replace Select Straight e Nobel Speedy Replace) para maxilar edêntulo com 4 implantes. Coloque a guia cirúrgica na boca juntamente com o índice cirúrgico em relações cêntricas e fixe a guia com pinos de ancoragem (Fig. 66 e 67). Utilizando a abordagem sem retalho, é necessário um perfurador de tecido para aceder aos locais cirúrgicos (Caixa 9). Coloque a guia de broca guiada (RP 2.0 mm) no primeiro casquilho de implante e inicie a osteotomia com a broca de início guiada (broca redonda) até ao batente incorporado, seguida de uma broca helicoidal guiada de 2,0 mm até 13 mm (Fig. 68). Mude a guia de broca guiada para (RP 3.2) e utilize a broca helicoidal guiada de 3,2 mm para a osteotomia final até 13 mm. A velocidade máxima recomendada é de 800 rpm para todos os locais de osteotomia. É preferível utilizar uma broca de rosca guiada para regiões de osso denso, assegurando o assentamento correto do implante. Se necessário, a Guided Counterbore RP Drill (broca guiada Counterbore RP) é utilizada para fazer o rebaixamento da osteotomia para proporcionar um acesso adequado para a Guided Implant Mount (estrutura de implante guiada). Utilize a Guided Implant Mount NobelReplace correspondente para inserir estes implantes com uma peça de mão a 45 Ncm no máximo (Fig. 69). Para a colocação de múltiplos implantes, alterne a inserção em diferentes lados da arcada para que possa ser obtida uma maior estabilização na guia cirúrgica. O contacto íntimo do suporte do implante com a guia cirúrgica deve ser observado após a conclusão da fase cirúrgica.[16]

CAIXA 8

ARMAMENTÁRIO PARA CIRURGIA GUIADA

1. Kits cirúrgicos para cirurgia guiada (2 kits) e implantes
   a. Kit de cirurgia guiada
   b. Guias de perfuração guiadas
2. Relatório de planeamento do software Nobel Clinician
3. Guia cirúrgico com desinfetante e molde mestre
4. Índice cirúrgico
5. Componentes protéticos
6. Prótese provisória
7. Construção de gabarito: para assentar o pilar multiunidades de 30° sem engatar na boca do paciente

[a] O não engate do pilar multiunidades de 30° só está disponível em RP (tricanal) e ligação hexagonal externa.

CAIXA 9

SEQUÊNCIA DE PERFURAÇÃO PARA CIRURGIA GUIADA (RP) 4,0 X 13 MM NOBEL SPEEDY REPLACE IMPLANTE RECTO EM DENSIDADE ÓSSEA MÉDIA

1. Colocar a guia cirúrgica na boca com o índice cirúrgico em cêntrico e fixar a guia com pinos de ancoragem (máx. 800 rpm) (Fig. 65 e 66)
2. Punção tecidular guiada com (manga RP)
3. Início guiado da broca (broca redonda) até ao batente incorporado
4. Guia de broca guiada (RP 2,0 mm) com broca helicoidal guiada de 2,0 mm até 13 mm (máx. 800 rpm) (ver Fig. 67)
5. Guia de broca guiada (RP 3,2 mm) com broca helicoidal guiada de 3,2 mm até 13 mm (máx. 800 rpm)
6. (Opcional) Broca de arranque guiada/Counterbore RP para rebaixamento no final do procedimento para acesso adequado à montagem do implante guiado (máx. 800 rpm)
7. (Opcional) Rosca guiada com guia de broca guiada (RP 4,0 mm) para regiões de osso denso (máx. 45 Ncm)
8. Utilize o suporte de implante guiado Nobel Replace correspondente para inserir estes implantes com uma peça de mão a 45 Ncm no máximo.

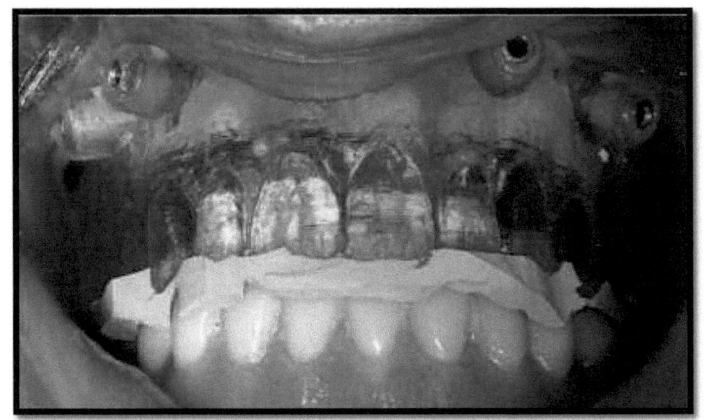

Fig. 66

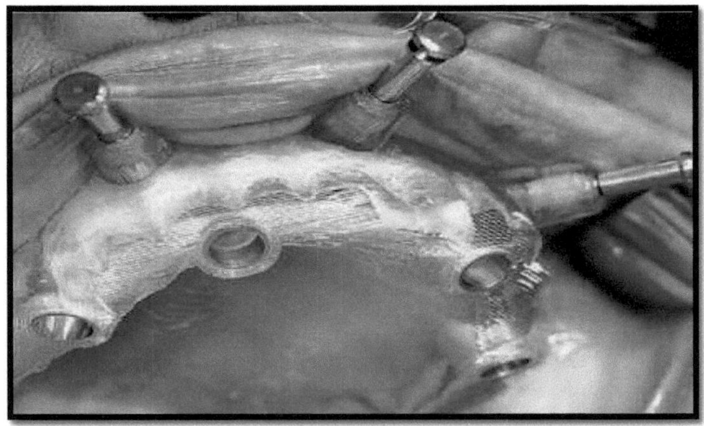

Fig. 67

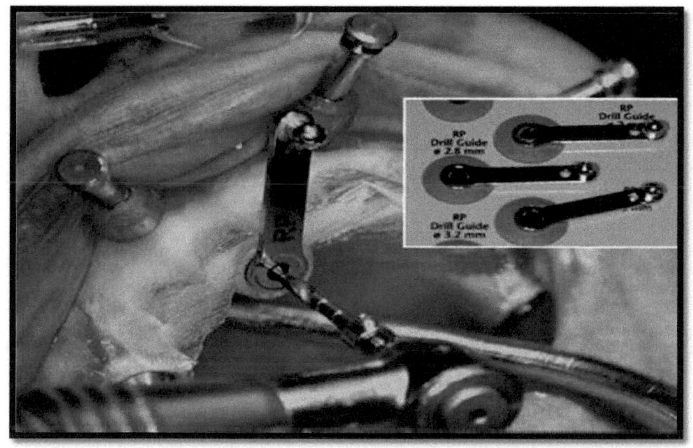

Fig. 68

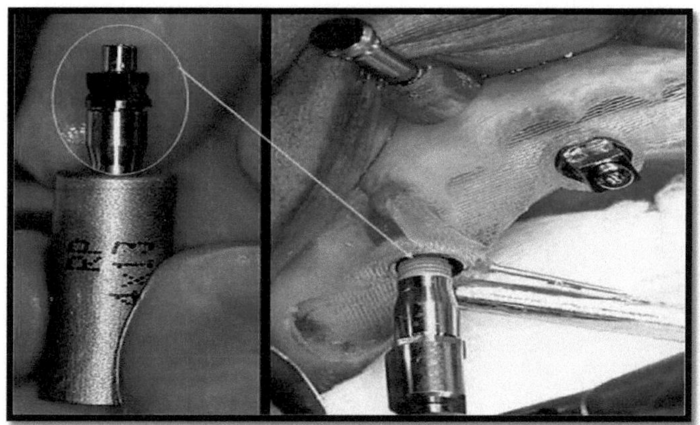

Fig. 69

Remover a guia cirúrgica quando todos os implantes estiverem inseridos. Os implantes são sujeitos a um teste de binário e têm de ser, pelo menos, superiores a 35 Ncm antes da colocação do pilar. Coloque primeiro os pilares anteriores e aperte-os até 35 Ncm (Fig. 70). Colocar o gabarito e apertar a coifa de impressão da bandeja aberta multiunit através de o pino guia com uma chave de fendas no local anterior. Depois disso, apertar o parafuso do pilar com um torque de 15 Ncm no pilar multiunit de 30° sem engatar (Fig. 70). O mesmo processo é realizado no lado contralateral. Remova o gabarito, desenroscando o suporte do pilar e o pino guia (Fig. 71). Insira a prótese provisória pré-fabricada com 3 parafusos com um binário de 15 Ncm (Fig. 72). A quarta coifa provisória (multiunit) é inserida manualmente no pilar (Fig. 73). Ligue a coifa provisória (multiunit) à prótese provisória aplicando resina acrílica. Ajuste a oclusão para a função de grupo bilateral (Fig. 74). Pode ser feita uma prótese definitiva em 4 a 6 meses.

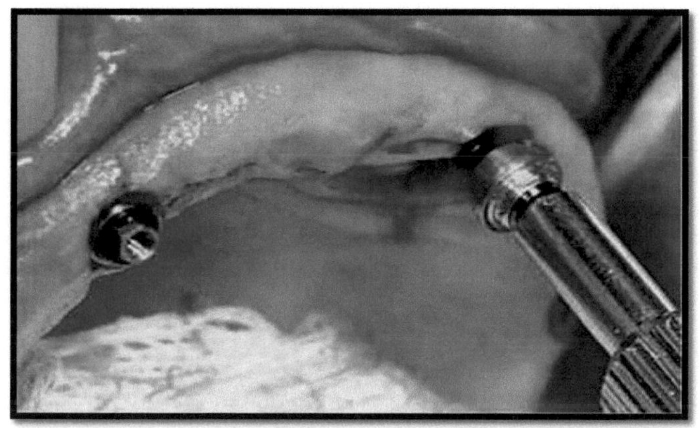

Fig. 70: Coloque primeiro os pilares anteriores e aperte-os com 35 Ncm.

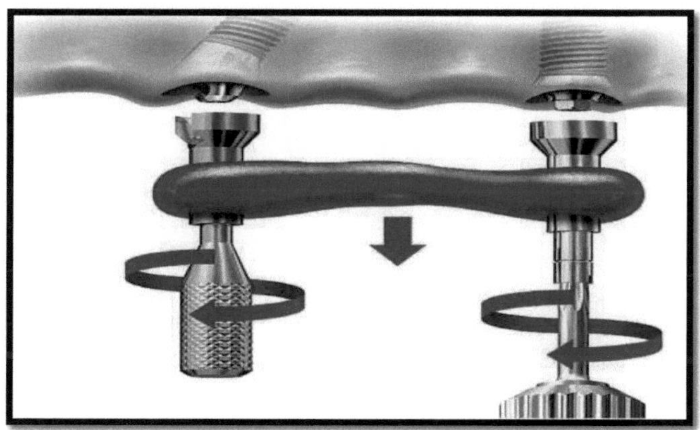

Fig. 71: Retirar o gabarito (desenroscar o suporte do pilar e a cavilha-guia).

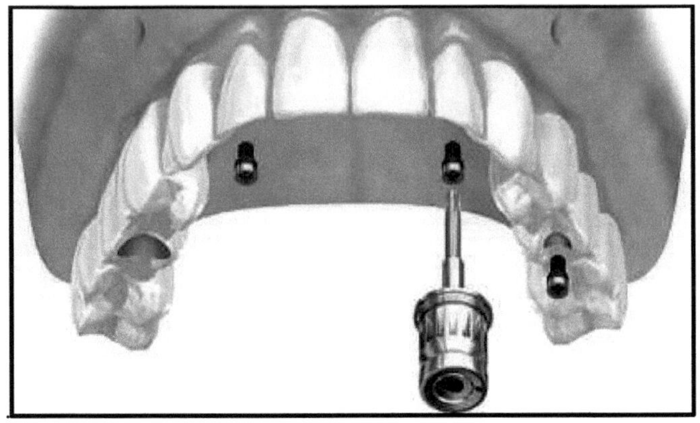

Fig. 72: Insira a prótese provisória pré-fabricada (processada em laboratório) com 3 parafusos a 15 Ncm.

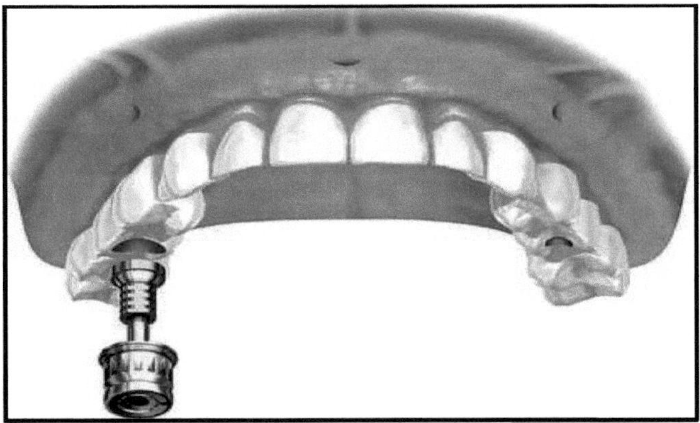

Fig. 73: Colocar a quarta coifa provisória (multiunit) e revesti-la com acrílico de presa rápida.

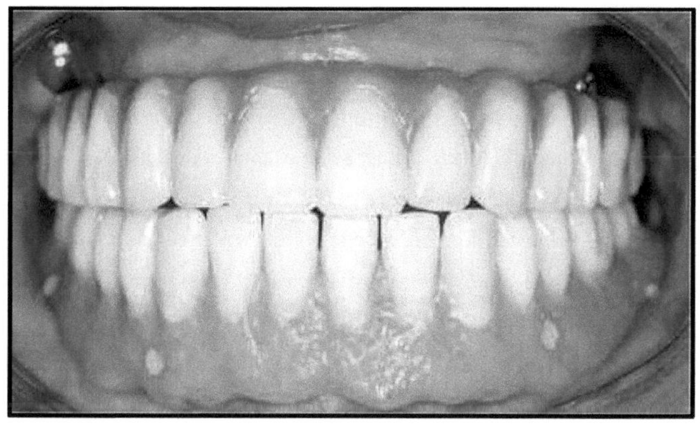

Fig. 74: Oclusão de função de grupo bilateral com cantilever máximo de um dente

PASSOS PROTÉTICOS PROVISÓRIOS PARA CIRURGIA GUIADA (DIA DA CIRURGIA)

1. Torque dos implantes de teste superior a 35 Ncm
2. Coloque primeiro os pilares anteriores e aperte-os com 35 Ncm
3. Coloque o Jig no pilar anterior e assente os pilares posteriores no pilar multiunit de 30 graus sem engatar a 15 Ncm
4. Remover o gabarito (desenroscar o suporte do pilar e o pino guia)
5. Inserir uma prótese provisória pré-fabricada (processada em laboratório) com 3 parafusos a 15 Ncm
6. Colocar a quarta coifa provisória (multiunidades) e revesti-la com acrílico de presa rápida
7. Orifício de acesso à vedação
8. Oclusão bilateral em função de grupo com um dente em cantilever máximo
9. Dieta suave recomendada

CRITÉRIOS DE EXCLUSÃO

1. Implantes colocados em indivíduos periodontalmente comprometidos (implantes colocados nas cavidades de extração de indivíduos periodontalmente comprometidos)
2. alvéolos de extração (com mais de dois terços do implante colocado no alvéolo de extração)
3. Casos com deiscências ósseas ou fenestrações aquando da cirurgia.

COMPLICAÇÕES E SOLUÇÕES

A técnica "All-on-4" tem complicações cirúrgicas e protéticas. As complicações perioperatórias comuns incluem hemorragia, inchaço, nódoas negras, dor e possível parestesia transitória. A retração do retalho/nervo e o inchaço pós-operatório podem ser atribuídos à parestesia, sendo que a resolução demora normalmente semanas a meses. Durante a instalação do implante com implantes de plataforma estreita (3,5 mm), foi comunicada uma fratura ao nível da plataforma quando o binário excede os 45 Ncm (aviso da etiqueta da Nobel Biocare). Existe um relatório de um implante fracturado utilizando um diâmetro de 4.0 com razões não reveladas.[64]

As complicações dos implantes podem ainda ser classificadas como biológicas ou técnicas após o período pós-operatório inicial.[65] A complicação biológica está relacionada com a arquitetura dos tecidos duros e moles do implante, embora a complicação técnica aqui descrita esteja relacionada com a prótese. Em 2013, Francetti e colegas referiram que a má higiene oral foi a causa número um de complicações biológicas, com 53,5%, levando a mucosite peri-implantar, 30,2%, e peri-implantite, 10,4%. A mucosite peri-implantar é definida como vermelhidão e inchaço da mucosa peri-implantar na ausência de perda óssea alveolar, e a peri-implantite é a presença de inflamação dos tecidos moles peri-implantares com perda óssea clínica e radiográfica.[14] A manutenção rigorosa do recall, 6 meses nos primeiros 2 anos e anualmente a partir daí, deve intercetar estes problemas com uma higiene adequada e enxaguamentos orais antimicrobianos.[66] Quanto à parte técnica, a fratura da faceta na prótese definitiva é a mais comum, com 23,2%, seguida do descolamento de um dente de uma prótese provisória, com 10,5%, e, por último, a fratura da estrutura metálica na prótese definitiva, com 7%. O afrouxamento do parafuso e a fratura do parafuso foram agrupados em "Outras" complicações com 19,8%. A maioria das complicações protéticas são reparáveis. Nenhuma destas complicações protéticas afectou o resultado final da reabilitação.

Em 2011, **Parel e Phillips**[18] identificaram vários factores comuns que foram atribuídos a falhas de implantes maxilares em carga imediata para a técnica "All-on-

4" através do seu estudo retrospetivo e relataram uma taxa de falha de 3,47%. A dentição natural oposta, a fraca qualidade óssea (unidades de Houndsfield <100 HU), o paciente do sexo masculino, os hábitos parafuncionais e os implantes colocados distalmente são factores que contribuem para isso. Com base nestes resultados, é recomendado um total de 6 implantes para o maxilar, devido à qualidade óssea mais fraca.

Em 2013, **Patzelt e colegas,** realizaram uma revisão sistémica abrangente dos conceitos "All-on-4" alguma vez publicados na língua inglesa e germânica, analisando 3 áreas específicas: (1) taxas de sobrevivência de implantes para a técnica "All-on-4" realizada na maxila e na mandíbula; (2) taxas de sobrevivência para próteses fixas; e (3) avaliação das alterações do nível ósseo ao nível do implante. Dos 478 artigos, apenas 13 cumpriam os critérios de inclusão. Foram analisados 4808 implantes (2000 na maxila e 2804 na mandíbula). A maioria dos implantes, 55 de 74 (74%), falharam no primeiro ano após a colocação e foram atribuídos a pacientes com determinados factores de risco, a maioria dos quais relacionados com o consumo de tabaco e a terapia com bifosfonatos. A complicação protética mais comum, 57 de 1201 (4,8%), está relacionada com a fratura da resina acrílica na região do pilar anterior sem reforço mental. A maioria desses casos é observada nos primeiros 6 meses. A morfologia da face curta e a mudança drástica da dieta mole para a dura são os dois denominadores comuns encontrados por estes autores.[67-73] Estes problemas foram resolvidos com reparações simples. Apenas 3 insucessos foram relacionados com próteses definitivas. O afrouxamento do parafuso oclusal é outra complicação associada à prótese provisória, com 3% nos primeiros 6 meses e 6% após 12 meses, em associação com pacientes com hábitos parafuncionais. A solução é o controlo oclusal e o reaperto dos parafusos. O afrouxamento do parafuso do pilar ocorreu em 2 pacientes com o reaperto do parafuso e um protetor noturno como remédios com hábitos parafuncionais como causa.[85] As supra-estruturas pré-fabricadas tiveram 13 dos 16 desajustes radiográficos relatados por **Landazuri-Del Barrio e colegas** em 2013, resultando na necessidade de reimpressão e atraso na entrega da prótese provisória. Como referido anteriormente, a má higiene oral tem uma associação direta com complicações dos implantes, levando a peri-mucosite e/ou peri-implantite, como citado por **Francetti e colegas**. **Hinze e colegas** e **Francetti e colegas** foram os únicos dois grupos de autores que não conseguiram encontrar uma associação entre o tabagismo e a perda de implantes. Além disso, Hinze não referiu qualquer associação entre o tabagismo e a perda de osso marginal em implantes inclinados. A diabetes, os bisfosfonatos, o tabagismo e os pacientes medicamente comprometidos foram os únicos 4 factores comuns associados a falhas elevadas de implantes encontrados por **Malo e colegas**. Não existem complicações relatadas da prótese "All-on-4" na dentição natural oposta. Mais importante ainda, não existe uma diferença estatisticamente significativa entre maxila e mandíbula, implantes axiais ou inclinados relativamente à perda óssea marginal.

Caixa 10 Fluxograma das complicações

Biológico

Afecta os tecidos duros e moles à volta dos implantes

1. Mucosite peri-implantar (53,5%)

2. Peri-implantite (30,2%)

3. Perda do implante (8%)

Técnica (relacionada com as próteses)

1. Descolamento da prótese provisória (10,5%)

2. Descolamento da prótese definitiva (23,2%)

3. Fratura da prótese provisória (8%)

4. Fratura da prótese definitiva (7%)

5. Outros (19,8%)

a. Desaperto do parafuso

b. Fratura do parafuso

c. Perda do acesso ao parafuso e do material de enchimento

Dados de Francetti L. Corbella S. Taschieri S, et al. Medium- and long-term

CONCLUSÃO

Vários estudos efectuados por diversos autores independentes demonstraram que a técnica "All-on-4" tem taxas de sucesso semelhantes às dos implantes verticais tradicionais bem estudados devido à biomecânica. O "All-on-4" pode ser uma opção viável que o clínico pode oferecer aos seus pacientes edêntulos que procuram uma reabilitação da arcada completa, mesmo em casos de extração planeada. Os maxilares atróficos que normalmente necessitariam de enxerto ósseo tradicional antes da colocação de implantes aumentarão o tempo de tratamento, os custos e a morbilidade associados a estes procedimentos de enxerto. Além disso, a capacidade de reduzir a duração do tratamento terá um efeito psicológico positivo para que os doentes possam regressar à sua forma e função normais.

REFERÊNCIAS

1. Branemark PI, Hannsson BO, Adell R, et al. Implante osseointegrado no tratamento do maxilar edêntulo. Experiência de um período de 10 anos. Scand J Plast Reconstr Surg Suppl 1977;12:1-132.

2. Mattsson T, Konsell P, Gynther G, et al. Tratamento com implantes sem enxerto ósseo em maxilares edêntulos severamente reabsorvidos. J Oral Maxillofac Surg 1999;57:281-7.

3. Krekmanov L, Khan M, Rangert B, et al. Inclinação de implantes mandibulares e maxilares posteriores para um melhor suporte da prótese. Int J Oral Maxillofac Implants 2000;15:405-14.

4. Malo P, Rangert B, Nobre M. Conceito "All-on-4" de função imediata com implantes do sistema Brane mark para maxilas completamente edêntulas: um estudo clínico retrospetivo de 1 ano. Clin Implant Dent Relat Res 2005;7(Suppl 1):88-94.

5. Fortin Y, Sullivan RM, Rangert B. A ponte de implantes Marius: reabilitação cirúrgica e prós tica para o maxilar superior completamente desdentado com reabsorção moderada a se vere: um estudo clínico retrospetivo de 5 anos. Clin Implant Dent Relat Res 2002;4(2):69-77.

6. Aparicio C, Perales P, Ranget B. Implantes inclinados como alternativa ao enxerto de si nus maxilar: Um estudo clínico, radiológico e perioteste. Clin Implant Dent Relat Res 2001;3(1):39-49.

7. Butera C, Galindo DF, Jensen O. Terapia all-on-four mandibular utilizando implantes angulados: um estudo clínico de três anos de 857 implantes em 219 maxilares. Dent Clin North Am 2011;55:795-811.

8. Tada S, Strengolu R, Kitamura E, et al. Influência do desenho do implante e da qualidade do osso na distribuição da tensão/deformação no osso à volta dos implantes: uma análise de elementos finitos tridimensional. Int J Oral Maxillofac Implants 2003;18:357-68.

9. Rangert B, Sullivan RM, Jemt T. Controlo do fator de carga para implantes no segmento posterior parcialmente edêntulo. Int J Oral Maxillofac Implants

1987;12:360-70.

10. Bellini CM, Romero D. Comparação do desenho protético implanto-suportado inclinado versus não inclinado para a restauração da mandíbula edêntula: um estudo biomecânico. Int J Oral Maxillofac Implants 2000;24(3):511-7.

11. Testori T, Del Fabbro M, Capellini M, et al. Carga oclusal imediata e implantes inclinados para a reabilitação da maxila edêntula atrófica: resultados provisórios de 1 ano de um estudo prospetivo multicêntrico. Clin Oral Implants Res 2008;19:227-32.

12. Calandriello R, Tomatis M. Tratamento simplificado da maxila posterior atrófica através de função imediata/precoce e implantes inclinados: um estudo clínico prospetivo de 1 ano. Clin Implant Dent Relat Res 2000;7:1-12.

13. Malo P, Lopes I, Nobre M. Capítulo 27: o conceito All-on-4. In: Babbush C, Hahn J, Krauser J, et al, editores. Dental implants, the arts and science. 2ª edição tion. Maryland Heights (MO): Saunders an imprint of Elsevier; 2011. p. 435-7.

14. Corbella S, Del Fabbro M, Taschieri S, et al. Avaliação clínica de um protocolo de manutenção de implantes para a prevenção da doença peri-implantar em pacientes tratados com reabilitação de arcada completa com carga imediata. Int J Dent Hyg 2011;9: 216-22.

15. Malo P, Rangert B, Nobre M. Conceito de função imediata "All-on-4" com implantes Brane mark System para mandíbulas completamente edêntulas: um estudo clínico retrospetivo ical study. Clin Implant Dent Relat Res 2003;5(Suppl 1):2-9.

16. Bedrossian E. Planeamento do tratamento com implantes para pacientes edêntulos, uma abordagem sem enxertos para carga imediata. St Louis (MO): Mosby, uma impressão da Elsevier; 2011.

17. Pomares C. Estudo clínico retrospetivo de pacientes edêntulos reabilitados de acordo com o conceito de função imediata "all-on-four" ou "all-on-six". Eur J Oral Implantol 2009;2(1):55-60.

18. Parel S, Phillips W. Um protocolo de planeamento de tratamento de avaliação de risco para a maxila com carga imediata de quatro implantes: resultados

preliminares. J Prosthet Dent 2011; 106:359-66.

19. Parel S. Capítulo 23: a evolução dos implantes angulados. Em: Babbush C, Hahn J, Krauser J, et al, editores. Implantes dentários, as artes e a ciência. 2ª edição. Mary land Heights (MO): Saunders an imprint of Elsevier; 2011. p. 370-88.

20. Bedrossian E. Capítulo 15: solução sem enxerto para maxila atrófica. Em: Babbush C, Hahn J, Krauser J, et al, editores. Dental implants, the arts and science. 2ª edição tion. Maryland Heights (MO): Saunders an imprint of Elsevier; 2011. p. 251-9. 1. 21.Cawood JI, Howell RA: Uma classificação dos maxilares edêntulos.Int J Oral Maxillofac Surg 17:232, 1988

22. Cawod JI: Cirurgia reconstrutiva pré-protética. I. Considerações anatómicas. Int J Oral Maxillofac Surg 20:75, 1991

23. Chan MF, Johnston C, Howell RA, et al: Tratamento protético da mandíbula atrófica utilizando implantes endósseos e overdentures: A six year review. Br Dent J 179:329, 1995

24. Eufinger H, Gellrich NC, Sandmann D, et al: Classificação descritiva e métrica da atrofia da mandíbula: An evaluation of 104 mandibles and 96 maxillae of dried skulls. Int J Oral Maxillofac Surg 26:23, 1997

25. Cawood JI: Consenso de Arnhem sobre cirurgia pré-protética, maio de 1989. Int J Oral Maxillofac Surg 19:10, 1990

26. Cawood JI, Stoelinga PJ; Academia Internacional de Reabilitação Oral e Facial: Int J Oral Maxillofac Surg 35:195, 2006.

27. Stellingsma C, Vissink A, Raghoebar GM: Dilemas cirúrgicos. Escolha do tratamento em casos de mandíbulas extremamente atróficas. Ned Tijdschr Tandheelkd 115:665, 2008

28. Cehreli MC, Akkocaoglu M, Comert A, et al: Strains around apically free versus grafted implants in the posterior maxilla of human cadavers. Med Biol Engl Comput 45:395, 2007.

29. Botticelli D, Berglundh T, Buser D, et al: Formação de osso aposicional em defeitos marginais em implantes. Clin Oral Implants Res 14:1, 2003.

30. Heckmann SM, Karl M, Wichmann MG, et al: Carregamento do osso que rodeia os implantes através da fixação de próteses parciais fixas de três unidades: Uma análise de elementos finitos baseada em medições de tensão in vitro e in vivo. Clin Oral Implants Res 17:345, 2006.

31. Garber DA, Belser UC: Restoration-driven implant placementwith restoration-generated site development. Compend Contin Educ Dent 16:796, 798, 804, 1995

32. McFadden DD, Australas AR: Opções de cirurgia pré-protética para a reconstrução com implantes dentários fixos da maxila atrófica. Coll Dent Surg 15:61, 2000

33. Jivraj S, Chee W: Planeamento do tratamento de implantes na zona estética. Br Dent J 201:77, 2006

34. Berson PJ: A restauração funcionalmente fixa: Uma terceira modalidade de tratamento. Compend Contin Educ Dent 23:157, 164, 166, 2002

35. Kahnberg KE, Wallström M, Rasmusson L: Levantamento local do seio maxilar para implante de um único dente. I. Acompanhamento clínico e radiográfico. Clin Implant Dent Relat Res, 2009

36. Raja SV: Tratamento da maxila posterior com elevação do seio maxilar: Revisão de técnicas. J Oral Maxillofac Surg 67:1730, 2009.

37. Jensen OT, Shulman L, Block M, et al: Relatório da Conferência de Consenso sobre Sinusite de 1996. Int J Oral Maxillofac Implants 139(Suppl.):11, 1998

38. Aparicio C, Perales P, Rangert B: Implantes inclinados como alternativa ao enxerto do seio maxilar: Um estudo clínico, radiológico e perioteste. Clin Implant Dent Relat Res 3:39, 2001.

39. Lin CL, Wang JC, Ramp LC, et al: Resposta biomecânica de sistemas de implantes colocados na região posterior do maxilar sob várias condições de angulação, densidade óssea e carga. Int J Oral Maxillofac Implants 23:57, 2008

40. Naylor CK: Planeamento do tratamento estético: O sistema de análise de grelha; J Esthet Restor Dent 14:76-84, 2002

41. Ding X, Liao SH, Zhu XH, et al: Efeito do diâmetro e do comprimento na distribuição da tensão da crista alveolar à volta dos implantes de carga imediata. Clin Implant Dent Relat Res 11:279, 2008.

42. Jensen OT, Adams MW: O M-4 maxilar: Uma nota técnica e biomecânica para o tratamento all-on-4 da atrofia maxilar graveRelato de 3 casos. J Oral Maxillofac Surg 67: 1739, 2009

43. Schendel SA, Eisenfeld J, Bell WH, et al: A síndrome da face longa: Excesso vertical da maxila. Am J Orthod 70:398, 1976.

44. Aguilar-Meimban CO: O osso disponível é o critério mais importante na inserção de implantes endósteos. J Philipp Dent Assoc 47:3, 1996

45. Dreiseidler T, Neugebauer J, Ritter L, et al: Precisão de um sistema integrado recentemente desenvolvido para o planeamento de implantes dentários. Clin Oral Implants Res 20:1191, 2009.

46. Horwitz J, Zuabi O, Machtei EE: Exatidão de um sistema de colocação de implantes assistido por modelo guiado por tomografia computorizada: Um estudo in vitro. Clin Oral Implants Res 20:1156, 2009

47. Valente F, Schiroli G, Sbrenna A: Exatidão da cirurgia de implantes dentários assistida por computador: Um estudo clínico e radiográfico. Int J Oral Maxillofac Implants 24:234, 2009

48. Roze J, Babu S, Saffarzadeh A, et al: Correlação entre a estabilidade do implante e a estrutura óssea. Clin Oral Implants Res 20:1140, 2009.

49. Schendel SA, Eisenfeld J, Bell WH, et al: A síndrome da face longa: Excesso vertical da maxila. Am J Orthod 70:398, 1976

50. Thor A, Wannfors K, Sennerby L, et al: Reconstrução do maxilar severamente reabsorvido com osso autógeno, plasma rico em plaquetas e implantes: Resultados a 1 ano de um estudo prospetivo controlado a 5 anos. Clin Implant Dent Relat Res 7:209, 2005

51. Jensen OT, Adams M, Cottam J, et al. A prateleira : mandíbula. J Oral Maxillofac Surg 2011;69:175-81.

52. Jensen OT, Cottam J, Ringeman J, et al. Implantes dentários trans-sinusais, proteína morfogénica óssea 2 e função imediata para o tratamento all-on-4 de

atrofia maxilar grave. J Oral Maxillofac Surg 2012;70:141-8.

53. Procedimentos e produtos "All-on-4" da Nobel Biocare Manuel 2007.

54. Malo P, De Araujo Nobre M, Lopes A, et al. Conceito defunção imediata "All-on-4" para maxilares completamente edêntulos: um relatório clínico sobre os resultados a médio (3 anos) e longo prazo (5 anos). Clin Implant Dent Relat Res 2011;14(Suppl 1): e139-50.

55. Nobel Biocare "All-on-4" Manual de conceitos para cirurgia convencional e guiada 2012.

56. Catálogo de produtos Nobel Biocare 2013/2014.

57. Babbush C, Rosenlicht J. Capítulo 14; lateralização do nervo alveolar inferior e distalização neurovascular mental. Em: Babbush C, Hahn J, Krauser J, et al, editores. Dental implants, the arts and science, segunda edição. Maryland Heights (MO): Elsevier 2011. p. 237.

58. Babbush C, Kanawarti A, Brokloft J. Uma nova abordagem ao conceito de tratamento All-on-Four utilizando implantes NobelActive de plataforma estreita. J Oral Implantol 2013; 39(3):314-25

59. Landazuri-Del Barrio R, Cosyn J, De Paula W, et al. Estudo prospetivo sobre implantes instalados com cirurgia guiada por flapless utilizando o conceito all-on-four na mandíbula. Clin Oral Implants Res 2013;24:428-33.

60. Brodala N. Flapless surgery and its effects on dental implants outcomes (Cirurgia sem retalho e os seus efeitos nos resultados dos implantes dentários). Int J Oral Maxillofac Implants 2009;24(Suppl):118-25.

61. D'Haese J, Van De Velde T, Komiyama A, et al. Precisão e complicações da utilização de guias cirúrgicos estereolitográficos concebidos por computador para reabilitação oral através de implantes dentários: uma revisão da literatura. Clin Implant Dent Relat Res 2010. http://dx.doi.org/10.1111/j.1708-8208.2010.

62. Jung RE, Schneider D, Ganeles J, et al. Aplicações de tecnologia informática em implantologia cirúrgica: uma revisão sistémica. Int J Oral Maxillofac Implants 2009; 24(Suppl):92-109.

63. Schneider D, Marquardt P, Zwahlen M, et al. Uma revisão sistémica sobre a

precisão e o resultado clínico da medicina dentária de implantes baseada em modelos guiados por computador. Clin Oral Implants Res 2009;20(Suppl 4):73-86.

64. Patzelt SB, Bahat O, Reynolds MA, et al. O conceito de tratamento All-on-Four: uma revisão sistémica. Clin Implant Dent Relat Res 2013. http://dx.doi.org/10.1111/ CID.12068.

65. Francetti L, Corbella S, Taschieri S, et al. Complicações a médio e longo prazo na reabilitação da arcada completa suportada por implantes verticais e inclinados. Clin Implant Dent Relat Res 2013. http://dx.doi.org/10.1111/cid.12180.

66. De Siena F, Francetti L, Corbella S, et al. Aplicação tópica de gel de clorexadina a 1% versus elixir bucal a 0,2% no tratamento da mucosite peri-implantar. Um estudo obser vacional. Int J Dent Hyg 2013;11:41-7.

67. Agliardi E, Panigatti S, Clerico M, et al. Reabilitação imediata dos maxilares edêntulos com próteses fixas completas suportadas por quatro implantes: resultados provisórios de um estudo prospetivo de coorte único. Clin Oral Implants Res 2010;21:459-65.

68. Francetti L, Agliardi E, Testori T, et al. Reabilitação imediata da mandíbula com prótese total fixa suportada por implantes axiais e inclinados - resultados provisórios de um estudo prospetivo de coorte único. Clin Implant Dent Relat Res 2008;10: 255-63.

69. Crespin R, Vinci R, Cappare P, et al. Um estudo clínico de pacientes edêntulos reha bilitados de acordo com o protocolo de função imediata "all-on-4". Int J Oral Max illofac Implants 2012;27:428-34.

70. Francetti L, Romero D, Corbella S, et al. Alterações do nível ósseo em torno de implantes axiais e inclinados em restaurações imediatas fixas de arcada completa. Resultados provisórios de um estudo pro spectivo. Clin Implant Dent Relat Res 2012;14:646-54.

71. Hinze M, Thalmair T, Bolzano W, et al. Carga imediata de próteses provisórias fixas utilizando quatro implantes para a reabilitação da arcada edêntula: um estudo clínico pro spectivo. Int J Oral Maxillofac Implants 2010;25:1011-8.

72. Malo P, De Araujo Nobre M, Lopes A. A utilização de cirurgia de implantes sem retalho guiada por computador e quatro implantes colocados em função imediata para suportar uma prótese fixa: resultados preliminares após um período médio de seguimento de treze meses. J Prosthet Dent 2007;97:S26-34.

73. Malo P, De Araujo Nobre M, Lopes A, et al. Um estudo longitudinal da sobrevivência de implantes All-on-4 na mandíbula com até 10 anos de seguimento. J Am Dent As soc 2011;142:310-20.

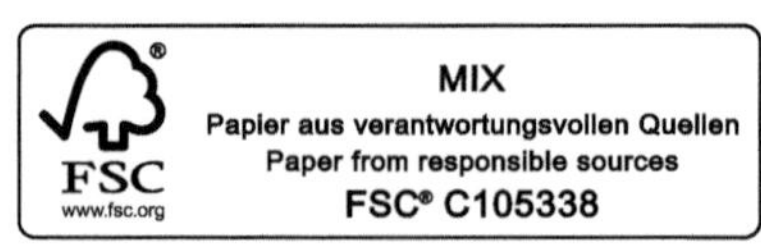

Printed by Books on Demand GmbH, Norderstedt / Germany